Senger/Hoffmann • Die sexuelle Kraft der Frau

Gerti Senger · Walter Hoffmann

Die sexuelle Kraft der Frau

Mit praktischen Übungen allein und zu zweit

CORMORAN

Inhalt

Einleitung: Die stärkste Kraft

Da steht er – die fleischgewordene sexuelle Kraft. Ein Mann mit einer Erektion. Wie ein Denkmal der Lust ragt der geschwollene, erigierte Penis in die Luft. Daneben eine Frau. Verborgen hinter einem dunklen oder hellen Vlies ruht ihr Geschlecht in sich. Ihre sexuelle Kraft sticht nicht ins Auge. Dennoch gibt es sie. Ihre unsichtbare, magische Wirkung befiehlt sogar über den strammen Phallus ...

Es besteht kein Zweifel, daß die sexuelle Kraft die stärkste Triebkraft des Menschen ist. So erhabene Phänomene wie Verliebtheit, sexueller Genuß oder Anziehungskraft sind nichts anderes als Tricks der Natur: Die Erhaltung der Art soll gesichert sein. In der Physik wurde die Gravitation, die »Anziehungskraft«, zugunsten der stärkeren Kräfte (z. B. starke und schwache Kernkraft, Elektromagnetismus) lange Zeit vernachlässigt. Trotzdem hat die Anziehungskraft die stärkste Wirkung. Immerhin verdankt ihr unser Universum seinen Zusammenhalt. Womöglich wird die Anziehungskraft irgendwann einmal sogar für dessen Ende verantwortlich sein.

Wir meinen, daß nicht nur die naturwissenschaftlichen Erkenntnisse hinsichtlich der Wirkung der physikalischen Kräfte, sondern auch die sexuellen Kräfte von Frau und

Mann falsch eingeschätzt werden. Der impulsiven, drängenden, stoßartigen sexuellen Kraft des Mannes steht die anziehende, aufnehmende Kraft der Frau gegenüber. Wie in der Physik ist diese Kraft auch in der Sexualität vermeintlich die schwächere. Doch hier hat sich ein großer Irrtum eingeschlichen. Die sexuelle Kraft der Frau ist zwar eine stille Kraft, aber gewaltig in ihren Auswirkungen. Wie den »Schwarzen Löchern« des Weltalls entkommt ihr nichts, was einmal in ihren Anziehungsbereich geraten ist. Die Weltliteratur ist voll von Beispielen, in welche Abgründe Männer stürzen, wenn ihr Begehren nach einer Frau unerfüllt bleibt, oder zu welchen Höhen sie aufsteigen, wenn ihr Verlangen gestillt wird.

Lilian Rotter, eine Psychoanalytikerin aus der Schule Ferencys, sprach schon 1932 von der »magischen Macht«, die Frauen auf Männer ausüben: Frauen können allein durch ihr »Da-Sein« den Penis eines Mannes bewegen. Was der Mann selbst vielleicht nicht vermag, nämlich sein Geschlechtsteil anschwellen zu lassen, schafft die Frau durch einen Blick oder eine Geste. Obwohl der Penis zum Körper des Mannes gehört, fällt die Frau den Urteilsspruch »Stehen oder Nichtstehen«. Sie muß nicht einmal persönlich anwesend sein. Oft genügt die Phantasie über eine Frau, und schon reagiert der Penis. Schon Mädchen spüren, daß sie diese magische Macht besitzen. Die kleine Prinzessin an Papas Hand, die Schülerin neben dem gleichaltrigen Klassenkameraden, das Lehrmädchen gegenüber seinem Vorgesetzten – sie alle ahnen: Das Leuchten der Augen dieses Mannes, sein lauteres Sprechen, sein Lachen, seine Erektion habe ich bewirkt.

Diese unheimliche Verführungsmacht der Frau taucht in Märchen und Mythen immer wieder auf. Nixen, Feen, Hexen, Sirenen und dämonische Weiber symbolisieren die sexuelle Kraft der Frau.

Vielleicht denken Sie jetzt, daß die sexuelle Kraft der Frau nur durch deren Aussehen repräsentiert sei. Natürlich ist das Äußere einer Frau für ihr Selbstwertgefühl und ihre Wirkung auf andere nicht unwesentlich. Das hat nicht zuletzt damit zu tun, daß Frauen im Gegensatz zu Männern kein sichtbares Lustorgan haben, das sie im Rahmen der psychosexuellen Entwicklung narzißtisch besetzen können. Die narzißtische Selbstbestätigung der Frau bezieht sich daher auf den Körper als Gesamtes und auf den Reiz, der von ihm ausgeht.
Trotzdem läßt sich die sexuelle Kraft der Frau nicht auf ein gefälliges Äußeres reduzieren. Viele »schöne« Frauen haben auf Männer keine oder nur die kurzfristige ästhetische Wirkung einer Statue, weil sie selbst Angst vor ihrer weiblichen, elementaren Macht haben. Eine Frau, die mit ihrer inneren Kraft in Einklang steht, hat auch jenes »gewisse Etwas«, das Männer seit eh und je in seinen Bann zieht. Egal ob die betreffende Frau ein paar Kilo Übergewicht, Zellulite an den Oberschenkeln, Falten oder einen erschlafften Busen hat: sobald eine Frau ihre sexuelle Kraft nicht blockiert, gerät ein Mann in ihren Sog.
Die Wirkung der weiblichen Anziehungskraft besteht auch darin, daß eine Frau den Ursprung und den Quell des Lebens verkörpert. Auch dann noch, wenn die Jahre der Jugend vorbei sind. Immer vorausgesetzt, daß eine Frau liebevoll mit ihrem Äußeren umgeht, wird sie auch mit 70 noch als Frau wahrgenommen werden und in Einheit mit sich und dem anderen Geschlecht leben.
Es ist kein Zufall, daß männerbündlerische Organisationen, wie z. B. manche Teile der katholischen Kirche, nichts unversucht lassen, um diese weibliche Urkraft auszulöschen. Aber die Kastration der sexuellen Kraft der Frau wird paradoxerweise nicht nur von frauenfeindlichen Männern betrieben, sondern auch von der radikalfeministischen Szene.

So sind zum Beispiel kurzgeschorene Haare nicht nur ein Symbol der neuen Weiblichkeit. Sie sind auch ein unübersehbares Zeichen für die Kastration der Frau als sexuelles Wesen. Mit dieser Kastration sollte auch der Mann in seinem sexuellen Begehren getroffen werden. Schließlich bringen Frauen mit einer Glatze, in Sackkleidern und Goiserern deutlich zum Ausdruck, daß sie auf die Resonanz beim anderen Geschlecht keinen Wert mehr legen. Auch die Frauen, die »um ihrer selbst willen« geliebt werden wollen und sich mit ungepflegten Haaren und in ausgeleierten Kleidern präsentieren, drücken ihre Abwehr sowohl gegenüber der eigenen sexuellen Kraft als auch gegenüber der sexuellen Kraft des Mannes aus. Der unbewußte Wunsch, den Mann auf diese Weise zu kastrieren, führt zur Selbstkastration der Frau. Sie zerstört ihre sexuelle Anziehungskraft und, nicht Fisch, nicht Fleisch, vereinsamt sie. Sie sieht nicht mehr aus wie eine Frau, aber sie ist auch kein Mann. Auch wenn sie keinen Penis bewegt, wird sie selbst nie einen haben …

Teil I

Die sexuelle Kraft der Frau

Geschichten vom O.

Anna erlebt einen explosiven Höhepunkt. Sie stöhnt und schreit, manchmal bäumt sich ihr ganzer Körper auf. Katja wirkt nach außen passiv, es gibt keine »action« im Bett, obwohl sie in der Ekstase vergeht.

In Katjas Leben gab es Männer, die bedauerten, daß sich bei ihrem Höhepunkt »nichts tut«. Die Vorstellung eines Mannes vom Genuß einer Frau richtet sich oft nach jenen sichtbaren körperlichen Phänomenen, wie er sie selbst mit der Erektion und Ejakulation erbringt. Diese Männerphantasie verdeutlichte Woody Allen in seinem Film »Was Sie schon immer über Sex wissen wollten ...«. Er stellte den Penis als Flugzeug und die Samenfäden als hochaktive Fallschirmspringer dar, die darauf warten, im Moment der Ejakulation loszustarten. Da tut sich was! Die Erregung einer Frau wird nicht durch ein äußeres Organ signalisiert. Ihre sexuelle Kraft besteht oft »nur« im selbstbewußten, scheinbar passiven, Auskosten der Lust.

Meiner ist kleiner

Nicht nur Männer, auch Frauen selbst glauben oft, daß ein Höhepunkt wie ein Vulkanausbruch sein müsse. Ihrer Meinung nach müßte ein Orgasmus wie ein Naturereignis verlaufen: Man verfällt in Krämpfe, schreit oder wird ohnmächtig und verdreht die Augen. »Bei mir ist das nicht so«, bedauert Katja. Auch ihre sexuelle Vorstellungswelt ist von unrealistischen Medienberichten und übertriebenen Schilderungen von Freundinnen geprägt. Mit ihrem eigenen sexuellen Erleben stimmen diese Darstellungen natürlich nicht überein.

Überlegen Sie doch einmal, wie verschieden Freuden- oder Trauerreaktionen sein können. Welche Freude ist größer? Die stürmische, jubelnde – oder die stille, überwältigende? Welcher Schmerz geht tiefer – der laute, verzweifelte Aufschrei? Oder der stumm ertragene Kummer? Wagen Sie es, ein Urteil zu fällen? Sicher nicht. Das eine Gefühl ist genauso wahr wie das andere. Es fällt nur, je nach Persönlichkeit und Lebensgeschichte, individuell verschieden aus.

Aber leider ist es eine menschliche Schwäche, in puncto Sex immer zu glauben, daß woanders das Gras grüner sei. Männer bilden sich ein, andere Männer hätten größere Penisse und kräftigere Erektionen. Frauen meinen oft, daß das, was sie erleben, nur zweite Wahl sei. Viele warten auf »klassische Orgasmus-Symptome« und verabsäumen es, ihre individuelle Reaktion wahrzunehmen und zu genießen. Frauen fällt es noch schwerer als Männern, die eigene sexuelle Kraft anzunehmen und nicht nach Normen zu schielen, die von außen her etabliert werden. So zum Beispiel entwickelte sich aufgrund der Untersuchungen von Alfred Kinsey in den späten fünfziger Jahren, nach den Masters-&-Johnson-Forschungen in den späten sechziger Jahren und nach Shere

Hites Umfragen aus den späten siebziger Jahren eine geradezu fanatische Klitoris-Zentriertheit. Die Aufmerksamkeit sowohl der Forschung als auch der Frauen galt ausschließlich der Klitoris. Alle anderen orgastischen Möglichkeiten und Fähigkeiten der Frauen wurden vernachlässigt. Erst in letzter Zeit wird bewußt, daß ein Orgasmus nicht nur durch die Klitorisstimulation zustande kommen kann.
Außerdem versuchen wir alle, den Forderungen der Leistungsgesellschaft zu entsprechen und Leistungen – natürlich auch sexuelle Leistungen – nach Maßstäben zu beurteilen, die ohne Berücksichtigung der eigenen Persönlichkeit und der individuellen Erfahrungsmöglichkeiten vorgegeben werden. Unter solchen Bedingungen ist eine unverfälschte, spontane Erfahrung der eigenen Sexualität natürlich schwer möglich.

Wir kommen nicht umhin, grundsätzliche physiologische Informationen und statistische Ergebnisse anzuführen. Das tun wir aber nur, um Ihnen ein möglichst umfassendes Bild der sexuellen Kraft der Frau zu vermitteln. Messen Sie nicht Ihr eigenes sexuelles Erleben daran. Bewerten Sie Ihre Empfindungen weder nach den Normen, welche die Wissenschaft zur Verfügung stellt, noch nach Berichten von Frauen und schon gar nicht anhand von Schilderungen von Männern. Jeder Mensch ist einmalig, und jeder Orgasmus ist einmalig. Die sexuelle Reaktion ist so individuell wie ein Fingerabdruck. Daher ist für Sie nur das »richtig«, was Sie selbst erleben …

Der »kleine« Unterschied ist wirklich nicht groß

Unsere These, daß der Kern der sexuellen Kraft beim Mann im Eindringen und bei der Frau in der Anziehung und im Aufnehmen bestehe, findet im spiegelbildlichen anatomischen Aufbau der Geschlechtsorgane ihre Bestätigung: Sie passen zueinander wie der Schlüssel zum Schloß. Obwohl die Geschlechtsteile von Frau und Mann unterschiedlich aussehen, haben sie die gleichen »Bestandteile«, ja sogar einen gemeinsamen Ursprung.

In den ersten zwei Schwangerschaftsmonaten ist das ungeborene Wesen eigentlich ein Zwitter. Erst dann wird unter dem Einfluß des Hormons Testosteron die bestehende Keimanlage zu einem männlichen Geschlechtsorgan. Produziert der Embryo kein Testosteron, entwickelt sich die Keimanlage zu einem weiblichen Geschlechtsorgan, und eine Frau entsteht. Die »Bestandteile« der Geschlechtsorgane bleiben aber die gleichen, nur ihre Arrangements sind unterschiedlich. Kein Wunder also, daß es mehr Übereinstimmung gibt, als Sie aufgrund der Optik vielleicht meinen. Hier die Beweise: Die Klitoris ist nicht ein »verkümmerter Penis«, sondern das adäquate Gegenstück dazu. Auch der Kitzler hat eine Eichel und eine Vorhaut, unter die er sich zum Beispiel zurückzieht, wenn er zu deftig berührt wird. Die Lustperle sticht zwar nicht so ins Auge wie der Penis, aber auch sie erigiert bei Erregung.

Wenn Sie einen genauen Blick auf den Penis werfen, werden Sie an der Unterseite des Schaftes jene zarte Naht entdecken, die ihn eigentlich als geschlossene Scheide ausweist. Und die derbe, schrumpelige Haut des Hodensackes entspricht in ihrem Aufbau exakt den äußeren weiblichen Schamlippen.

Bis auf minimale Unterschiede ist auch der Erregungszyklus von Frau und Mann gleich. Die erste Phase, die sexuelle Bereitschaft, wird durch einen körperlichen oder psychischen Reiz ausgelöst. In der zweiten Erregungsphase kommt es beim Mann zur Versteifung des Penis, die Frau wird durch den vermehrten Blutandrang feucht. Beide sind jetzt startklar. Weiter geht's im Gleichschritt. So wie sich der Penis durch die stärkere sexuelle Erregung nach außen vergrößert, vergrößert sich die Scheide auch, allerdings nach innen. Sie wird weiter und länger. Außerdem schwillt das vordere Drittel deutlich an. Unmittelbar vor dem Orgasmus entsteht die »orgasmische Manschette«, eine rhythmische Kontraktion des vorderen Scheidendrittels.

In der Orgasmusphase wird durch Kontraktionen der Beckenbodenmuskulatur beim Mann das Ejakulat herausgetrieben. Bei der Frau verlaufen die Kontraktionswellen – wie könnte es anders sein – nach innen. Der Orgasmus der Frau ist zu einer Befruchtung zwar nicht notwendig, aber den Spermien kann durch den Sog der Kontraktionen der Run auf die reife Eizelle erleichtert werden.

In der vierten Phase normalisiert sich der Zustand von Frau und Mann wieder. Der Penis wird schlaff, die Scheide bildet sich wieder zurück. Jetzt gibt es allerdings einen kleinen Unterschied: Die Frau könnte sofort wieder einen Orgasmus haben, der Mann braucht ein bißchen Erholung, bis seine Spermienproduktion zu einem nächsten Schuß bereit ist.

Was Sie über den Orgasmus schon immer wissen wollten ...

Von dem Moment an, in dem eine Frau sexuelle Erregung spürt, taucht das Zauberwort »Orgasmus« auf. Mit dem Höhepunkt der sexuellen Lust sind nicht nur blumige und unrealistische Phantasien verbunden, sondern auch jede Menge Verwirrung.

Die Bühne, auf der das Schauspiel der Lust stattfindet, wird von Sexualhormonen vorbereitet. Ohne Hormone gäbe es kein sexuelles Verlangen, kein Lustempfinden und keinen Höhepunkt. Das Spektrum der Sexualhormone ist groß – die bekannten Östrogene und Androgene sind nur einige davon. In letzter Zeit machten Einfluß und Wirkungsweise von DHEA und Oxytocin viel von sich reden. DHEA (Dehydroepiandosteron) ist eine Vorläufersubstanz für viele verschiedene Sexualhormone; es steuert bei der Frau die Libido, beim Mann die Erektion. Oxytocin ist ein Neurohormon; es reguliert bei der Frau den Geburtsvorgang, den Milcheinschuß und den Orgasmus. Es gilt auch als Kuschel- und »Bindungshormon«, denn es steuert das Bindungsverhalten von Frau und Mann und von Mutter und Kind. Oxytocin ist kein »neues« Hormon, aber noch sind seine vielfältigen, positiven Einflüsse beim Orgasmus nicht zur Gänze erforscht. Fest steht unter anderem, daß Oxytocin die glatte Muskulatur kontrahiert und sich beim Orgasmus unter seinem Einfluß die Gebärmutter der Frau und beim Mann die Samenkanäle zusammenziehen. Tatsache ist auch, daß Frauen beim Orgasmus mehr Oxytocin produzieren als Männer. Die vermehrte Oxytocin-Ausschüttung könnte eine Erklärung für das stärkere Kuschelbedürfnis der Frauen und ihre Fähigkeit zu multiplen Orgasmen sein.

Im Gegensatz zu dem hochkomplizierten hormonellen Geschehen lassen sich die physiologischen Vorgänge des Orgasmus relativ leicht beschreiben. Auf der physiologischen Ebene ist der Höhepunkt der sexuellen Lust nichts anderes als ein Muskelreflex als Antwort auf einen Reiz. Dieser Reiz – z. B. eine manuelle Stimulation – wird über Nervenbahnen ins Rückenmark geleitet. Daraufhin werden sogenannte »Neurotransmitter« (Botenstoffe) ausgeschüttet, die über komplizierte Schaltwege Veränderungen des Herz-Kreislauf-Systems und der Genitalien auslösen. Am Höhepunkt der sexuellen Erregung kommt es zu einem plötzlichen Nachlassen der Muskel- und Nervenanspannung. Dieses Erlebnis wird als »Orgasmus« (griech.: lustvolle Erregung) bezeichnet.
Die Biologin Winnifred B. Cutler vergleicht den Orgasmusreflex mit dem Kniesehnenreflex: Der Arzt klopft mit einem Hämmerchen auf das Knie, und der Unterschenkel schnellt hoch. Dieser hier so salopp beschriebene Vorgang stellt den stärksten körperlichen Genuß dar, zu dem ein Mensch fähig ist. Die damit verbundenen Lustgefühle sind nur schwer einer allgemeingültigen, beschreibenden Sprache zugänglich. Der weibliche Orgasmus ähnelt nach Ansicht von Cutler dem Gähn-, der männliche dem Niesreflex. Dem Gähnen geht eine Empfindung voraus – zum Beispiel Langeweile oder Müdigkeit – dann kommt der Reflex zustande, ohne vom Willen kontrolliert zu werden: Die Muskeln der Kehle verengen sich immer mehr, nach einer allerletzten Kontraktion entspannen sie sich wieder.
Der Orgasmusreflex bei Männern ist tatsächlich dem Niesvorgang ähnlich. Auch dabei ziehen sich Muskeln zusammen, dann schießt explosiv die Flüssigkeit heraus. Im Gegensatz zum Niesreflex ermöglicht der Gähnvorgang mehrere Kontraktionen hintereinander – nichts anderes ist der multiple, also mehrfache, Orgasmus.

Die Magie der Stimulation

Entscheidend dafür, daß der Orgasmusreflex überhaupt zustande kommt, ist ein Phänomen, das viel zu wenig berücksichtigt wird – die rhythmische Stimulation. Wenn Sie sich vor Augen halten, daß die Nerven ja dazu veranlaßt werden sollen, jene Signale auszusenden, welche die entscheidenden chemischen Substanzen für den Orgasmusreflex ausschütten, verstehen Sie: Eine zu kurze, zu wechselhafte oder unrhythmische Stimulation bringt die Nerven nicht dazu, Signale auszusenden.

Ein gleichmäßiger Stimulationsrhythmus ist für einen Orgasmus viel wichtiger als z. B. die fixe Idee, beim Sex für möglichst viel Abwechslung sorgen zu müssen. Das gleichmäßige, rhythmische Pulsieren des Vibrators ist übrigens die simple Erklärung dafür, daß damit auch jene Frauen zum Höhepunkt kommen, die sonst keinen Orgasmus erreichen.

Der Orgasmusreflex wird aber nicht nur durch eine unangemessene Stimulation verhindert, auch auf höherer Ebene kann es Zwischenfälle geben. Dazu gehört die Wahrnehmung von Störungen von außen genauso wie seelische Vorgänge, zum Beispiel Ängste oder Anspannung. Aber nehmen wir an, alles klappt. Dann verläuft der Orgasmus in einer bestimmten Phasenfolge:

1. die Erregungsphase;
2. die Plateauphase, in der die Erregung verstärkt wird;
3. die eigentliche Orgasmusphase, die den Gipfel des Erregungsablaufes darstellt und beim Mann mit der Ejakulation verbunden ist;
4. die Rückbildungsphase, in der sich die Symptome, die mit der sexuellen Erregung und dem Orgasmus verbunden sind, wieder zurückbilden.

Die physiologischen Reaktionen werden nicht immer vollzählig und hinsichtlich der faßbaren Gefühle in unterschiedlicher Intensität erlebt.
Grundsätzlich dauert der Orgasmus der Frau doppelt so lange wie der männliche, zumindest was die Dauer der Muskelkontraktionen anlangt. Je intensiver ein Orgasmus ist, desto stärker und häufiger ist die »Orgasmusmanschette«. Dabei handelt es sich um Kontraktionen des vorderen Scheidendrittels. Bei Befragungen durch Masters & Johnson beschrieben Frauen drei bis fünf Kontraktionen als »schwaches Erlebnis«, fünf bis acht Kontraktionen als »normal« und acht bis zwölf Kontraktionen als »intensives Erlebnis«.

Die Gesichter des Orgasmus

Für die Fortpflanzung ist der weibliche Höhepunkt entbehrlich. Frauen mit starkem sexuellen Erleben werden genauso schwanger wie jene ohne jedes sexuelle Lustempfinden oder vergewaltigte Frauen. Trotzdem macht der Orgasmus Sinn: Die damit verbundene Lust ermuntert zu vielen Liebesakten, und die Erhaltung der Art ist somit gesichert. Außerdem bindet der weibliche Orgasmus Mann und Frau fester aneinander: Einerseits wirkt das Bindungshormon Oxytocin, andererseits ist auch die Gefahr geringer, daß sich der Mann nach einer anderen umsieht, wenn der Sex mit einer Partnerin befriedigend ist. Auch die Frau, die mit ihrem Partner einen Orgasmus erlebt, interessiert sich ihrerseits weniger für andere Männer.
Insgesamt werden in der Literatur nicht weniger als vierzehn verschiedene Orgasmusformen genannt: Zum Beispiel

bei der Frau der Orgasmus der Klitoris, der vaginal-cervikale Orgasmus, der Brustorgasmus, der G-Punkt-Orgasmus, der Orgasmus eines x-beliebigen Scheidenareals, der anale Orgasmus und der phantasiegesteuerte Orgasmus. Beim Mann: der penile Orgasmus, der anale bzw. prostatabedingte Orgasmus, der Brustorgasmus, der orale und der phantasiegesteuerte Orgasmus. Bei der mono-orgastischen Erlebnisform wird nur eine Sexualzone stimuliert (zum Beispiel Stimulation ausschließlich der Klitoris oder ausschließlich des Penis). Bei der hetero-orgastischen Erlebnisform kommt der Höhepunkt durch Stimulation mehrerer bzw. verschiedener Sexualorgane zustande.

Den Männern wird die Orgasmusfähigkeit sozusagen in die Wiege gelegt. Üblicherweise endet bereits der erste Versuch unweigerlich mit einem Höhepunkt. Dagegen ist für die meisten Frauen der Orgasmus mit einem Lernprozeß verknüpft. Beweis dafür ist, daß ein Mann bis zu seinem 25. Lebensjahr auf rund 1.500 Orgasmen kommt, während eine Frau nicht mehr als 250 für sich verbuchen kann. Frauen müssen sich die Orgasmusfähigkeit erst durch Verlernen von Ängsten und Hemmungen und durch das Erlernen bestimmter Techniken erwerben. Dafür können sie mit zunehmenden Jahren und eventuellen Schwangerschaften immer leichter und immer öfter Orgasmen erleben.

Der Orgasmus in Zahlen

Unterschiede zwischen Mann und Frau gibt es auch hinsichtlich der sexuellen Störungen. 27 Prozent der Frauen aus ländlichen Gebieten und 24 Prozent der Städterinnen haben Orgasmusprobleme. Dagegen geben im großstädtischen Bereich 34,1 Prozent der Männer Potenzstörungen

an, in ländlichen Gebieten »nur« 30,8 Prozent. Frauen sind dem Streß der sexuellen Kontrolle und des »Könnenmüssens« nicht so ausgesetzt wie Männer. Die Orgasmusprobleme der Frauen kommen weniger durch Umwelteinflüsse und mehr durch frühe Einflüsse (Tabuisierungen) zustande. Begünstigt wird die Orgasmusfähigkeit einer Frau durch eine glückliche Kindheit, durch Erfahrung mit der Selbstbefriedigung und durch die Bildungsstufe – je höher die Bildung, desto orgastischer die Frauen. Nur 15 Prozent der Maturantinnen und Akademikerinnen, aber 23,3 Prozent der Pflichtschulabsolventinnen haben Orgasmusprobleme.
Auch Orgasmusstörungen haben viele Gesichter. Bei 14,9 Prozent der Frauen setzt die Erregung knapp vor dem Höhepunkt aus – die betreffende Frau steht plötzlich »neben sich«. Bei 4,2 Prozent fehlt jede lustvolle Empfindung, 7,7 Prozent kommen nicht zum Orgasmus, weil sie beim Verkehr Schmerzen haben. Zeitweise erleben auch Frauen den Orgasmus nur als »flach«, das heißt nur örtlich begrenzt im Genitalbereich.

Klitoral, vaginal – ganz egal

Der Kitzler ist leicht zugänglich und hochgradig erregbar. Trotzdem konzentriert sich die sexuelle Ansprechbarkeit nicht ausschließlich an diesem Brennpunkt der Lust. Es gibt viele Frauen, die klitorale Stimulation zwar sehr erregend finden, sich aber dabei dennoch »unausgefüllt und leer« fühlen. Im Gegensatz zu der leicht zugänglichen, klitoralen Lust wird über die vaginale Empfindlichkeit kaum gesprochen, sie wird sogar vielfach tabuisiert. Wenn kleine Mädchen damit beginnen, ihr Geschlecht zu erforschen, spielen sie zwar mit ihren Schamlippen und ihrer Klitoris, aber ihre Scheide bleibt von Erkundungen ausgeschlossen. Schließlich werden sie ja auch ausgiebig davor gewarnt, sich etwas »reinzustecken« und sich »weh zu tun«. Natürlich ist auch das Jungfernhäutchen einer vaginalen Reizung im Weg. Und schließlich ist da noch die Tatsache, daß kleine Mädchen gar keine Vorstellung von ihrer Scheide haben: Wie soll man etwas »in Besitz nehmen«, wovon man gar kein Bild hat?

Trotzdem kennen viele Frauen so etwas wie eine »vaginale Sehnsucht«. Sie kann nicht durch klitorale Stimulationen gestillt werden, denn dahinter steht der Wunsch, die weiblichen Innenräume zu erfüllen. Die Scheide ist eben nicht nur ein Geburtskanal, sondern auch ein spezifisch weibliches Aufnahmeorgan. Es ist nur logisch, daß sie auch die Qualität der Lust mit bestimmt. So wie es den Mann dazu drängt, »hinein« zu wollen, so drängt es viele Frauen dazu, ausgefüllt – erfüllt – zu sein und einen Penis oder zumindest einen Finger aufzunehmen. Nicht zufällig waren es vermutlich Frauen, die mit der Erfindung des Korbflechtens und der Töpferei die Entwicklungsgeschichte des Menschen mit Nahrungsbehältern bereicherten: Die Anatomie der Frau »verkörpert« das Aufnahmen und Bewahren. Da ist es naheliegend, daß die biologische Ausstattung zu einer Erfindung anregt.

Wir haben zwar schon das Nötigste über die weibliche Anatomie gesagt, aber an dieser Stelle sind ein paar Ergänzungen notwendig.

Rufen Sie sich unsere – sehr vereinfachte – Beschreibung der Vulva (das ist der Vorderteil der Scheide) ins Gedächtnis. Erinnern Sie sich an die Lage von Scheideneingang und Klitoris? Sie wissen inzwischen auch, daß dieser kleine Wonnehöcker hochgradig erregbar ist. Der Kitzler ist sogar derartig reizbar, daß viele Frauen nur eine indirekte, zum Beispiel seitliche Stimulation ertragen, damit die Lust nicht in Schmerz umschlägt.

Doch bei allem Respekt vor diesem hochkarätigen Reizempfänger und Reizumformer – nicht alles, was zum Orgasmus führt, spielt sich auf diesen sichtbaren Quadratmillimetern ab. Die amerikanische Sexologin Mary Jane Sherfey bereicherte die wertvollen, mehr als zehn Jahre dauernden Orgasmusuntersuchungen von Masters & Johnson mit entscheidenden Hinweisen und Erkenntnissen. Sherfey erhellt die vaginalen Orgasmen und Lustempfindungen, die seit der Freudschen These heftige Kontroversen auslösen, mit bisher übersehenen anatomischen Fakten.

Zur Auffrischung Ihres Gedächtnisses: In seinen »Drei Abhandlungen zur Sexualtheorie« erklärte Sigmund Freud den vaginalen Orgasmus »mit der sogenannten Klitoris-Vaginalleitzonen-Wechseltheorie«. Vereinfacht gesagt, basiert diese Theorie auf der Annahme, daß der klitorale Orgasmus der Beweis einer unreifen weiblichen Sexualität sei. Erst durch die psychosexuelle Reife werde die infantile, klitoridale Erotik der Frau durch die Fähigkeit zu einem vaginalen Orgasmus abgelöst. Diese Theorie sorgte nicht nur für jahrzehntelange Diskussionen, sondern auch für Krisen und Zweifel bei Frauen und Paaren. Unzählige Frauen warteten auf einen vaginalen Orgasmus, zahllose Männer unterstellten ihren Partnerinnen mangelnde erotische Empfindungen, wenn sie nicht auf »normale« Art, nämlich ausschließlich durch die Penisstimulation, zum Orgasmus kommen konnten. Die Diskussion »klitoral oder vaginal« wurde auch deswegen so intensiv geführt, weil den »Klitorisfrauen« genauso viele Frauen gegenüberstanden, die ein vaginales Erleben bestätigten.

In diesen bis heute anhaltenden Streit brachten Masters & Johnson etwas mehr Licht. Mit Hilfe ihrer jahrelangen, technisch ausgereiften Untersuchungen konnten sie beweisen, daß es so etwas wie die »Verlagerung« der klitoralen Erotik auf ein vaginales erotisches Zentrum der reifen Frau nicht gibt. Masters & Johnson kamen zu dem Schluß, daß die Klitoris am Zustandekommen eines Orgasmus immer beteiligt ist – auch dann, wenn eine Frau zum Beispiel ausschließlich durch Stimulation der Brüste zum Höhepunkt kommt.

Blut ist ein ganz besonderer Saft

Es würde jetzt zu weit führen, die Untersuchungsergebnisse von Masters & Johnson ausführlich zu erläutern. Faktum ist, daß das Forscherpaar mit Hilfe von Farbfilmaufnahmen die Reaktionen der Scheide während des Verkehrs und der manuellen Stimulation sichtbar machte. Aufgrund ihrer physiologischen Messungen identifizierten sie die Klitoris als direkten Reizempfänger oder als Reizumformer, wenn Stimulationen nicht im Genitalbereich, sondern anderswo erfolgen.

Mary Jane Sherfeys Untersuchungen bauten auf diese Ergebnisse auf. Auf einen einfachen Nenner gebracht, geht es bei den Erkenntnissen von Mary Jane Sherfey um das bis dahin sträflich vernachlässigte Phänomen der Blutfülle. Sherfey erkannte, daß die Klitoris mit Venengeflechten an den Seitenwänden der Scheide in Verbindung steht. Ihrer Meinung nach stehen diese tieferliegenden klitoritalen Strukturen mit dem Phänomen des »vaginalen« Orgasmus in einem Zusammenhang. – Noch ein bißchen Geduld, und Sie werden gleich verstehen, was gemeint ist.

Daß die direkte Reizung der Klitoris zum Orgasmus führt,

ist eine Binsenweisheit. Aber auch die indirekte Stimulation des gesamten Klitorissystems, zu dem auch das vordere Scheidendrittel und die kleinen Schamlippen gehören, kann Orgasmen auslösen. Die indirekte Stimulation kann zum Beispiel durch den in die Scheide eindringenden Penis erfolgen. Mit jedem Penisstoß werden die Schamlippen zurückgezogen, sie ziehen ihrerseits die Klitorishaut mit, und es kommt zu einer indirekten Reizung des Kitzlers. Außerdem ist die Schleimhaut, die das vordere Drittel der Scheide bedeckt, eine hochkarätig erogene Zone. Kein Wunder, hat sie doch denselben embryologischen Ursprung wie die Klitoris. Übrigens gilt das auch für die äußerst empfindsamen kleinen Schamlippen. Wir wissen, daß gerade diese erogene Zone nicht nur unterschätzt, sondern daß deren Empfindsamkeit oft sogar fehlinterpretiert wird. Frauen glauben oft, daß die stimulierende Kraft, die sie spüren, in der Scheidenöffnung lokalisiert sei. Tatsächlich sind es die kleinen Schamlippen, denen die zunehmende Erregung zu verdanken ist.

Abgesehen vom »G-Punkt« (siehe S. 32), bestätigen Frauen immer wieder, daß es verschieden lokalisierte, hochgradig erregbare Zonen im ersten Scheidendrittel gibt. Ohne zu experimentieren, entdecken viele Frauen gar nicht, daß auch sie einen »heißen« Punkt haben, der ihnen so manchen Orgasmus ermöglichen würde.

Obwohl die Sehnsucht nach dem Ausfüllen des vaginalen Innenraumes und die Erotisierbarkeit des ersten Scheidendrittels außer Frage stehen, ist damit das vaginale Lusterleben noch immer nicht zur Gänze erklärt. Warum empfinden Frauen einen Höhepunkt »von innen« anders, manchmal sogar intensiver, als einen Höhepunkt »von außen«? Und warum ist dieses vaginale Erleben etwas, was sich meist nicht von Anfang an, sondern erst im Laufe der sexuellen Praxis einstellt?

»Wenn ich am Kitzler stimuliert werde, habe ich schnell einen Orgasmus«, erzählt Hanna. »Diese Erfahrung habe ich bereits mit 18 gemacht. Schon damals habe ich gespürt, daß sich die Scheide beim Orgasmus ein paar Mal zusammenzieht. Ein paar Jahre später hatte ich das Gefühl, daß ich auch ›innen‹ etwas spüre. Der Höhepunkt von innen ist tiefer, weiter vorne ist er schärfer.«

Mary Jane Sherfey fand für das vaginale Lusterlebnis eine verblüffend einfache Erklärung, die die Freudsche Vaginaltheorie nicht in Abrede stellt, sie aber in einem anderen Licht erscheinen läßt: Die vaginalen Lustgefühle entstehen nicht durch aktive Kontraktionen der Scheide. Die Vagina wird eigentlich durch Venengeflechte rhythmisch zusammengepreßt, die das erste Scheidendrittel umgeben und die tiefliegende Gefäßverbindungen mit der Klitoris haben. Eigentlich passiert dabei dasselbe wie bei den Ejakulationen des Mannes, mit denen der Samen herausgetrieben wird. Die entscheidende Erkenntnis der amerikanischen Sexologin: Durch jeden Orgasmus kommt es zu einer Vermehrung der Blutfülle des Beckens, in der Folge zu einer vermehrten Stauung und zu der als höchst erregend empfundenen Gewebsspannung. Jede Frau, die schon einmal einen Höhepunkt erlebt hat oder zumindest kurz davor war, wird das pulsierende und lustvolle Gefühl der Angeschwollenheit bestätigen. Physiologisch ist es darauf zurückzuführen, daß sich die Schwellkörper der Genitalregion mit Blut füllen und auf diese Weise das erregende Gefühl der sexuellen Spannung erzeugen.

Mary Jane Sherfey wörtlich: »Jede sexuelle Erregung steigert die Ödematisierung (Flüssigkeitsstauung) und Vasokongestion (Blutstauung) im kleinen Becken. Je mehr sich das Fassungsvermögen des Beckenvenengeflechtes vergrößert, desto eher erhöht sich die sexuelle Ansprechbarkeit, desto

leichter kann es zum Orgasmus kommen. Denn der Orgasmus besteht letztlich aus rhythmischen Kontraktionen der außerhalb der Vagina befindlichen Muskulatur gegen die sehr ausgedehnten zirkumvaginalen Venengeflechte.«
Wenn die Vaginalwände bei diesen Zusammenziehungen auch noch auf einen Widerstand stoßen, zum Beispiel auf einen prallen Penis, steigert sich durch die Druck- und Reibungsimpulse das vaginale Lusterleben. Es ist also nicht gleichgültig, wie groß das männliche Glied ist. Je besser das erste Scheidendrittel ausgefüllt ist, desto mehr Lustgefühle entstehen.

Die Potenzpille für die Frau

Während wir an diesem Buch schreiben, wogt um uns herum die »Viagra«-Hysterie. Wie funktioniert dieses Medikament? Und ist es auch bei Frauen einsetzbar?
Die »Potenzpille« für den Mann enthält den Wirkstoff Sildenafil. Dieser Wirkstoff blockiert ein Enzym, das jenen Botenstoff spaltet, der das Signal zur Muskelentspannung gibt und damit die Blutfülle im Penis ermöglicht. Produziert ein Mann zuviel von diesem Enzym, reicht der Botenstoff nicht aus, um die für eine anhaltende Erektion notwendige Blutfülle in den Schwellkörpern zu erhalten. Sie sehen, auch hier geht es darum, jene Blutfülle zu gewährleisten, die eine Voraussetzung der männlichen Sexualkraft ist. Bereits jetzt – im Frühsommer 1998 – ist die Rede davon, den Wirkstoff Sildenafil auch für Frauen einzusetzen. Ganz offensichtlich reagieren die Forscher auf die Erkenntnis, daß sich das biologische Erregungsmuster bei Frauen und Männern nicht wesentlich unterscheidet. Wer weiß,

vielleicht kann Viagra die Scheidenwände, die Schamlippen und die tiefliegenden Klitorisstrukturen tatsächlich besser durchbluten? Berücksichtigt man Mary Jane Sherfeys Orgasmusthese, könnte damit ein großer Schritt in der Entfaltung und Erhaltung der sexuellen Kraft der Frau getan werden.

Der G-Punkt

Im Jahr 1983 grassierte das G-Spot-Fieber. US-Frauenzeitschriften rätselten: »To ›G‹ – or not to ›G‹?« Frauen und Männer waren auf der fiebrigen Suche nach einem Punkt in der Vagina, der dem sinnlichen Genuß die Krone aufsetzen soll. Den Anstoß zu diesem »Lustspiel« gab das amerikanische Forschertrio Dr. John Perry, Dr. Alice Kahn-Ladas und die Krankenschwester Beverly Whipple. Dabei entdeckten die drei Wissenschaftler des Jefferson Medical College in Philadelphia absolut nichts Neues. Sie griffen nur – im wahrsten Sinne des Wortes – auf eine Erkenntnis zurück, zu der der deutsche Gynäkologe Dr. Ernest Gräfenberg schon im Februar 1950 gekommen war. In seiner wissenschaftlichen Arbeit »Die Rolle der Urethra beim weiblichen Orgasmus« wies der Frauenarzt, der nach Amerika emigrierte, darauf hin, daß die Vagina alles andere als ein toter Schlauch sei. Es gäbe da an der Vorderwand der Vagina entlang der Harnröhre einen Gewebebezirk, der eine erogene Zone sei. Bei richtiger Stimulierung dieses Gebietes erlebe eine Frau einen »tiefen«, befriedigenden Höhepunkt, der überdies noch mit einer Ejakulation verbunden sein könne.

Dieses Lustprinzip war der prüden, patriarchalischen Generation der fünfziger Jahre zuviel des Guten. Gräfenbergs Kollegenschaft lächelte ungläubig: Intravaginale Lustgefühle? Aber nicht doch! Wo man doch vom Sexualpapst Kinsey täglich Neues von den bisher unerforschten Zonen der Frau erfuhr! 1953 versetzte Kinsey der Gräfenbergschen Theorie endgültig den Todesstoß: »Es ist im Licht unserer jetzigen Erkenntnis der Anatomie und Physiologie der Sexualreaktionen schwer zu verstehen, was mit ›vaginalem Orgasmus‹ gemeint ist«, erklärt der Pionier der Sexforschung. »Die Literatur setzt meistens voraus, daß die Vagina selbst der Mittelpunkt des sensorischen Reizes sein sollte, und das ist, wie wir gesehen haben, eine physische und psychologische Unmöglichkeit für fast alle Frauen.«

Kinseys Hinweis auf die Unmöglichkeit »vaginaler Empfindungen« beruhigte die erhitzten puritanischen Gemüter. Der Gedanke an eine weibliche »Prostata« und eine Ejakulation wurde mit Empörung zurückgewiesen. Was für eine ungefällige Vorstellung! Wo doch Kinsey die Ejakulation eindeutig als Privileg des Mannes darstellte!

1967, nach jahrelangen klinischen Versuchen, glaubten Masters & Johnson die nicht enden wollende Kontroverse »vaginaler oder klitoraler Orgasmus?« endgültig beenden zu können. Die Klitoris, so meinten die Forscher, sei immer »das Zentrum der sexuellen Empfindung«. In diesem Punkt, so hieß es in den sechziger Jahren, irrte Freud. Keine Rede davon, daß die Klitoris ihre Reizbarkeit mit zunehmender Reife der Frau an die Scheide abgeben müsse. Der wahre erogene Schatz der Frau sei ausschließlich die Klitoris.

Die Stimulation des Kitzlers ist zwar der schnellste und einfachste Weg für eine Frau, den Gipfel zu erreichen, die Sexologen stolperten dennoch immer wieder über höchst unterschiedliche Orgasmusschilderungen der Frauen:

- Warum behaupten viele Frauen, den Orgasmus »tief drinnen« zu spüren?
- Warum kreist bei anderen alles um die Klitoris?
- Warum sondern manche Frauen beim Orgasmus mehr oder weniger Flüssigkeit ab?
- Um was für eine Flüssigkeit handelt es sich dabei?

Anstatt mitzurätseln, erinnerten sich Dr. John Perry und sein Team an die Gräfenbergsche Theorie, derzufolge sich »im Laufe der sexuellen Stimulation die Harnröhre zu vergrößern beginnt und durch die Scheidenwand durchgefühlt werden kann«.

Ernest Gräfenbergs erotischer Wegweiser war so präzise wie eine Wanderkarte. »Der stimulierende Teil liegt an der hinteren Harnröhre, da wo sie vom Blasenhals austritt«, verkündete der Medicus schon vor 45 Jahren. Was lag näher, als in das umstrittene Gebiet vorzudringen? Ein beherzter Vorstoß drängte sich auch deshalb auf, weil eine lesbische Frauengruppe in San Francisco lautstark auf etwas Interessantes aufmerksam machte: Die Frauen verkündeten, daß sie auch ohne Penis vaginale Orgasmen hätten.

Im Jahr 1981 war es endlich soweit. Zielsicher peilten die drei US-Sexologen bei 400 Frauen die von Dr. Ernest Gräfenberg beschriebene Lustzone an. Die Expedition in die vernachlässigte erotische Zone erfolgte zum ersten Mal in der Geschichte der Sexualforschung ohne falsche Rücksichtnahme: Die 400 Frauen wurden »per manum« getestet. Sie wurden also genau dort mit den Fingern massiert, wo Gräfenberg diese sexuelle Reaktion beschrieb. Der selige Kinsey hatte seine weiblichen Versuchspersonen noch schamhaft befragt und den Scheideneingang behutsam mit Wattestäbchen abgetastet. Masters & Johnson lehnten eigenhändige Stimulationen aus moralischen Gründen ab – sie beschränkten sich auf die Beobachtung sexueller Reaktionen und auf die Aufzeichnungen intravaginaler Meßgeräte. Kinseys Untersuchungsmethode war rücksichtsvoll, und Masters' & Johnsons Beobachtungen waren neutral. Aber sowohl das eine als auch das andere Vorgehen ist nicht geeignet, ganz gezielt Genuß zu produzieren. Genau das tat das US-Trio, indem es die Frauen mit den Fingern reizte. Und siehe da: Der Erfolg lag auf der Hand. Die Wissenschaftler stießen bei ihrer wenig zimperlichen »Untersuchungsmethode« tatsächlich auf die von Gräfenberg beschriebene Zone. Sobald die richtige Stimulation erfolgte, hatte eine große Zahl der Versuchspersonen »vaginale« Höhepunkte.

Zu Ehren Gräfenbergs gaben die Forscher der Zone den griffigen Namen »G-Spot«, zu deutsch markig »G-Punkt«. Der wiederentdeckte G-Punkt brachte Licht ins Dunkel der weiblichen Sexualität. Plötzlich ahnte man, warum Frauen das Happy-End so unterschiedlich erleben und beschreiben: Es liegt am G-Punkt.

Und es gibt ihn doch ...

Die Biologin Winnifred Cutler kommt ihrerseits aufgrund von anatomischen und physiologischen Studien zu dem Ergebnis, daß es verschiedene Genitalbereiche gibt, die, rhythmische Stimulation vorausgesetzt, den Orgasmusreflex auslösen können:

- die Klitoris,
- den G-Punkt und
- andere Punkte in der Scheide,
- den Muttermund (Cervix).

Winnifred Cutler entwickelt ihre Theorien aufgrund der Studien von Dr. John Perry und Dr. Beverly Whipple, die 1981 mit der Entdeckung des G-Punktes weltweites Aufsehen erregten. Die entscheidende Erkenntnis dieser Forschergruppe besteht darin, daß es offensichtlich doch zwei unterschiedliche Nervenleitbahnen gibt, die den Orgasmus auslösen können: Die eine Orgasmusform kommt durch klitorale und/oder vaginale Reizung zustande und wird durch den Schambein-Nerv ausgelöst. Die andere Orgasmusform wird durch Nerven des Beckenbereichs vermittelt und durch Reizung des Scheideninneren oder des Muttermundes ausgelöst.
Ein kleines, aber aussagekräftiges Experiment erhärtet diese These. Frauen, die an einem entsprechenden Stimulationsversuch teilnahmen, bekamen das Beruhigungsmittel Valium verabreicht. Dadurch wurde zwar die Reizleitung im klitoral-vaginalen Bereich gestört, aber nicht jene im vaginal-cervikalen Bereich, das heißt also im Becken. Damit war der Beweis erbracht, daß es in den zwei verschiedenen Genitalbereichen ganz offensichtlich auch zwei unterschiedliche Nervensysteme gibt, die einen Orgasmus bewirken können. Winnifred Cutler betont in diesem Zusammenhang, wie wichtig es sei, die Gebärmutter zu erhalten. Immerhin verlaufen zwischen Muttermund (Cervix) und Gebärmutter Nervenbahnen, die für den Orgasmus zuständig sind, der in diesem Bereich ausgelöst werden kann.

Vielleicht fragen Sie sich jetzt, warum Sie keine vaginale Erlebnisfähigkeit entwickelt haben. Es könnte sein, daß Sie sich durch Ihre Masturbations- und Sexualpraxis eine klitorale Reizbarkeit »anerzogen« haben. Möglicherweise hatten Sie gar keine Vorstellung von Ihrer »inneren« Erotisierbarkeit. Oder aber Sie hemmen die Erotisierung Ihrer Scheide. Schließlich sollten Sie bedenken, daß die totale Hingabe an einen Mann und das gemeinsame sexuelle Erleben die Voraussetzung jenes ganzheitlichen Orgasmus ist, der nicht nur oberflächlich auf die Klitorisspitze fixiert bleibt. Ein ganzheitlicher Orgasmus pflanzt sich in Wellen in den Körper fort – nicht nur bis in die Vagina, sondern sogar bis ins Herz. Die Frage nach Nervenleitungen ist da zweitrangig. Vielleicht schützen Sie sich vor einem freien Fließen der Energie und damit vor vaginalen Erlebnissen, um eine zu tiefe Intimität mit Ihrem Partner zu verhindern? Diese »Schutzmaßnahme« kommt oft aufgrund unbewußter Ängste oder einer Identitätsproblematik zustande.

⇨ Ein erster Schritt heraus aus diesen Grenzen besteht in der Frage, ob Sie sich jemals getraut haben, sich einem Orgasmus hinzugeben. Und: Können Sie sich überhaupt irgendeinem Erlebnis hingeben? Zum Beispiel beim nächtlichen Schwimmen oder beim Tanzen? – Hingabe kann man zwar nicht lernen wie Eislaufen, aber eine Hingabehemmung zu erkennen macht schon ein bißchen freier für allgemeine Hingabeerlebnisse.

Die weibliche Ejakulation

Bei einem Orgasmus, der über den Gräfenberg-Spot erfolgt, kontrahiert die Gebärmutter. Bei einem Höhepunkt, der durch direkte oder indirekte Klitorisstimulierung ausgelöst wird, finden die Kontraktionen eher im äußeren Bereich der Scheide statt. Diese Zusammenziehungen werden nicht so intensiv empfunden wie die tiefen Kontraktionen, die auch von der Gebärmutter ausgehen. Auch das Geheimnis um die Flüssigkeitsabsonderungen im Augenblick des Orgasmus wäre mit dem G-Punkt geklärt. Nicht die Bartholinischen Drüsen, die bei sexueller Erregung ein Sekret absondern, und auch nicht der Schleimpfropfen, der im Moment höchster Erregung vom Muttermund abgestoßen wird, erklärt die Flüssigkeitsabsonderung, sondern der G-Punkt.

»Auch die Frau hat eine Prostata, auch die Frau ejakuliert beim Orgasmus«, verkündete die Ärztezeitschrift »Medical Tribune« nach Dr. Perrys handfesten Versuchen.

Körperfunktionen pflegen nichts Mystisches an sich zu haben – aber die Sache mit dem G-Punkt und der damit verbundenen Ejakulation löste ein Tohuwabohu an Meinungen, Theorien, Gegenargumenten und Zweifeln aus. Die Wiederentdecker des erotischen Punktes mußten zugeben: »Den genauen anatomischen Aufbau des lustspendenden Fleckchens kann man nur vermuten.«

Dr. Edward Belzer jun. von der Dalhousie-Universität in Halifax vermutete schon ein Jahr vor den spektakulären Versuchen, daß die »weibliche Ejakulation keine Fabel sei«. Seiner Meinung nach seien die Brünnlein, die bei manchen Frauen in der Sekunde X zu fließen beginnen, Drüsen, die rund um die Harnröhre angesiedelt sind. Diese Drüsen könnten aus dem gleichen embryonalen Gewebe entstanden sein wie die männliche Prostata – daher die Ejakulation.

Der Sexualwissenschaftler Gilbert Tjordman aus Paris sieht nicht die Umgebung der Harnröhre, sondern die Muskelfaszie als Pendant der männlichen Prostata und damit als eigentliche Lustregion an.

Bei diesem Kongreß für Sexualwissenschaften in Washington gerieten sich zwar die Fachleute darüber in die Haare, welchen anatomischen Charakter die »weibliche Prostata« haben könnte und ob die ausgestoßene Flüssigkeit nicht doch schlicht und einfach Urin sei – aber die zahlreichen Filme und Dias, die als Beweis vorgeführt wurden, konnten nicht angezweifelt werden. Die Bilder der Gewebeanalysen zeigten, daß das G-Punkt-Gewebe dem männlichen Prostatagewebe sehr ähnlich ist. »Da war einfach nichts in Frage zu stellen«, sagte uns damals Ernest Borneman, der als Zweifler kam und als Bekehrter ging. »Es gibt den G-Punkt, und es gibt auch eine weibliche Prostata.«

Der Wiener Sexologe und Verhaltenstherapeut Dr. Karl Stifter kam erst gar nicht darauf, mißtrauisch zu sein. Während eines Studienaufenthaltes am Jefferson Medical College überzeugte er sich selbst davon, daß die weibliche Ejakulation kein Mythos ist.

Die ejakulierte Flüssigkeit ist nicht Harn. Es ist ein Sekret, das in seiner chemischen Zusammensetzung dem Prostatasekret des Mannes sehr ähnlich ist. Die Analysen, die auf dem Weltkongreß für Sexualwissenschaft offiziell vorgestellt wurden, hatten ergeben, daß es sich um ein Enzym mit der Struktur »EC 3.1.3.2. Orthophosphate monoester Phosphohydrolase« handelt. Dieselbe Struktur ist auch im männlichen Prostatasekret enthalten.

»Ich habe diesen G-Punkt«, sagen uns Frauen immer wieder. »Wenn ich davon schon vor zehn Jahren gehört hätte, hätte ich mir viel ersparen können.« Das Bekanntwerden des G-Punktes ermutigte viele Frauen zu dem Geständnis, daß sie wegen eines vermeintlichen »peinlichen Harnabganges während des Orgasmus« schon Ärzte aufgesucht hätten. Von warmen Sitzbädern, Blasenentleerungen vor dem Liebesakt bis zu Tabletten gegen spastische Zustände einer Reizblase wurde so ziemlich alles verordnet. – Es wäre an der Zeit, daß sich Ärzte den neuen Erkenntnissen nicht mehr verschließen und ihren Patientinnen das notwendige Wissen vermitteln.

Wir sind überzeugt, daß sich viele Frauen das Ejakulieren aus Unsicherheit und Verlegenheit richtiggehend abgewöhnt haben. In dieser Meinung wurde unser Kollege Karl Stifter auch von G-Spot-Pionier Dr. Perry bestärkt: »Er erzählte mir selbst, daß viele seiner Patientinnen nur deswegen anorgastisch waren, weil sie früher ejakulierten.«

Viele Wege führen zum Ziel

Es gibt nicht nur Frauen, die sich G-Punkt-Orgasmen aus falscher Scham versagen – viele Frauen halten sich sogar für frigid, weil sie mit den üblichen, klitoralen Reizungen nicht zum Höhepunkt kommen. Bei einer Stimulation des Gräfenberg-Spots – oder einer anderen Scheidenzone – würden sie vielleicht problemlos einen Orgasmus erreichen.

Spätestens jetzt wird Ihnen bewußt sein: Eine Frau hat mehrere Möglichkeiten, einen Orgasmus zu erleben. Sie muß nur herausfinden, welche Methode die für sie richtige ist. Manche Frauen kommen nicht ans Ziel, wenn nicht alle Aufmerksamkeit sich auf den Kitzler konzentriert. Bei anderen Frauen liegt das entscheidende Lustpotential nicht nur außen, sondern auch in der Scheide bzw. im vaginalcervikalen Bereich. Und dann gibt es noch die Frauen, deren Zone maximaler Empfindsamkeit eben der Gräfenberg-Spot ist.

Es ist nicht ganz leicht für eine Frau, den heißen Punkt selbst in den Griff zu bekommen. Mit dem G-Spot ist es oft wie mit der Kitzlichkeit: Sich selbst zu kitzeln bringt nichts. Was also tun?

Der G-Punkt liegt in der Vorderwand der Scheide meist in der Position, in der Uhrzeiger in der Zwölf-Uhr-Stellung stehen würden. Hinter diesem reizbaren Fleckchen tritt die Harnröhre vom Blasenhals aus. Kleine Lageabweichungen, also fünf vor oder nach zwölf, sind möglich.

⇨ Der Penis ist nicht ideal dazu geeignet, die Lustzone zu aktivieren. Am leichtesten wird der Partner mit den Fingern fündig.

⇨ Am besten beschreiben läßt sich diese Stimulation mit der »Komm-Her«-Lockbewegung von Zeige- und Mittelfinger.

⇨ Geben Sie Ihrem Partner freie Hand, um Ihre Lustzone aufzuspüren. Er soll zwei Finger etwa zwei Zentimeter tief in die Scheide einführen, dann drückt er sie sacht gegen die vordere Scheidenwand und schiebt die Scheidenschleimhaut mit einem gewissen Druck hin und her.

⇨ Es ist nicht damit getan, das erogene Areal zu erreichen und zu aktivieren. Sie müssen den neuen, ungewohnten Genuß auch zulassen. Es wird ja eine Zone sensibilisiert, deren Berührung anfänglich vielleicht sogar eine unangenehme Sensation, nämlich Harndrang, hervorrufen kann. Hinter dem Schleimhautareal befindet sich schließlich die Harnröhre.

Nicht alle G-Spot-Sucher werden fündig. Es kann sein, daß der PC-Muskel, der rund um die Scheidenöffnung liegt, eine gewisse Rolle dabei spielt, ob sich der G-Punkt aktivieren läßt oder nicht.
Auch hormonelle Ursachen können erklären, warum nur etwa 10 Prozent der Frauen zu einer Ejakulation fähig sind und nicht alle Frauen in ihrer sexuellen Erlebnispalette auch den G-Punkt haben. Freuen Sie sich, wenn er auf-

spürbar ist. Wenn nicht, ist es auch in Ordnung. Schließlich ist es gleichgültig, wie Sie kommen. Klitoral, vaginal – ganz egal …

Falls Sie das Gefühl haben, daß Sie noch nicht Ihre ganze sexuelle Kraft entfaltet haben und Ihr sexuelles Erleben um eine weitere Dimension bereichern könnten, kann Ihnen auch eine Therapie (klinische/r Psychologin/Psychologe mit psychotherapeutischer Zusatzqualifikation) weiterhelfen. Doch ungeachtet der fachlichen Hilfe sollten Sie Ihre Scheide vermehrt in das Liebesspiel mit einbeziehen:

- ⇨ Wenn Sie keine Vorstellung von Ihrem Inneren haben und Ihnen vaginale Reizungen aus diesem Grund Unbehagen bereiten, kaufen Sie sich ein Spekulum, und betrachten Sie sich in aller Ruhe.

- ⇨ Bevor Sie sich von Ihrem Partner berühren lassen, stimulieren Sie erst selbst den Scheideneingang mit einer Gleitcreme. Konzentrieren Sie sich darauf, wie sich einzelne Stellen anfühlen und welche Berührungen Ihnen wohltun.

- ⇨ Sprechen Sie Ihrem Partner gegenüber von Anfang an offen aus, was Sie wo und wie empfinden. Die Erotisierung der Vagina ist nicht nur eine Frage der Anatomie, sondern auch der Kommunikation.

Der multiple Orgasmus

Frauen können es besser, leichter und öfter. Manche erleben es ohne Zutun, manche steuern es. Die Rede ist vom mehrfachen Höhepunkt, dem sogenannten »multiplen Orgasmus«. Vor einigen Jahren machte ein Buch von sich reden, das den Männern weismachen wollte, sie könnten genauso leicht wie Frauen in den Genuß eines mehrfachen Höhepunktes kommen. Einundzwanzig Männer bestätigten, mehrmals hintereinander kommen zu können, dreizehn der Begnadeten waren schon beim sexuellen Debüt zu Serienorgasmen fähig. Wir zweifelten schon damals an der Seriosität dieser Aussagen. Tatsächlich hat sich bis heute in der Forschung nichts wesentliches mehr auf diesem Gebiet getan. Aber leider ist damit auch der Blick auf die typisch weibliche Fähigkeit, die Lust zu multiplizieren, verlorengegangen.

Der übliche Orgasmus einer Frau ist meist dadurch gekennzeichnet, daß es am Gipfelpunkt der Erregung zu Muskelkontraktionen der Scheide kommt. Frauen beschreiben drei, vier Kontraktionen als normales Orgasmuserleben, sieben Kontraktionen und mehr als intensives Erlebnis. Danach fällt die Erregungskurve ab, und es wird ein Zustand der Ruhe und des inneren Friedens spürbar.

Bei einem multiplen Orgasmus kommt es zum Erregungsanstieg, und am Plateau der Erregung gibt es mehrere Gipfel. Das können mehrere kleine Erregungsgipfel sein, oder aber nach dem ersten schwachen Gipfel sind die folgenden stärker. Auch die umgekehrte Erscheinungsform ist möglich. Der erste Gipfel ist stark, und die folgenden sind schwächer. Zum Erregungsabfall kommt es bei einem Serienorgasmus erst nach mehreren Anstiegen.

Mary Jane Sherfey meint, daß die großen Schamlippen

nicht nur eine schützende Polsterung darstellen, sondern auch am Zustandekommen eines mehrfachen Orgasmus beteiligt sind. Die etwas derben, meist auch dunkler pigmentierten Schamlippen werden durch eine anhaltende – rhythmische! – Stimulation zu einem regelrechten Blutreservoir, das die Beckenblutstauung aufrechterhält und Serienorgasmen ermöglicht.

Bei Männern sind Serienorgasmen nicht so leicht möglich. Sie brauchen nach dem Orgasmus und der Ejakulation eine Ruhephase, um neuerlich einen Höhepunkt erreichen zu können. Diese Ruhephase hängt vom Alter ab. Manche jungen Männer sind schon nach einer halben Stunde oder Stunde wieder orgasmusfähig, reife Männer brauchen oft einen Tag. Es gibt allerdings fernöstliche Liebestechniken, die auch einige wenige Männer dazu befähigen, mehrmals hintereinander zu kommen. Allerdings sind diese aufeinanderfolgenden Höhepunkte oft nicht mit einer Ejakulation verbunden, sondern nur durch das Gefühl des Orgasmus charakterisiert.

Manche Frauen und vor allem Männer glauben, daß die Möglichkeit zu multiplen Orgasmen von der Technik oder der Ausdauer des Partners abhängt. Das ist nicht richtig. In der Regel ist das Orgasmuserleben einer Frau so individuell wie ihr Fingerabdruck. Jeder Orgasmus ist richtig. Wenn Männer darauf aus sind, eine Frau »zwangszubeglücken«, und ungeachtet ihres Verlangens eine Stimulation fortsetzen, löst das bei vielen Frauen Widerwillen aus.

- Viele Frauen erwarten gar nicht mehr als einen einzigen, »richtigen« Höhepunkt. Wenn der zustande gekommen ist, blockieren sie oft selbst ihre Reaktionsfähigkeit.
- Erfahrene und selbstsichere Frauen können das Erleben eines multiplen Orgasmus manchmal zumindest teilwei-

se aktiv beeinflussen. Zum Beispiel dadurch, daß der erste Orgasmus bewußt hinausgezögert wird, so daß es dann unter Umständen zu einem Serienorgasmus kommt.

- Manche Frauen spannen den PC-Muskel an und steigern sich so in einen Serienorgasmus hinein.
- Es gibt auch einen tieferliegenden Grund dafür, daß sich eine Frau den Strom der Lust selbst abdreht: Passiv-aggressive Frauen »erlauben« ihrem Partner manchmal nicht, daß er noch länger sexuelle »Herrschaft« über sie ausübt und ihr noch mehr Orgasmen ermöglicht. Sie blockieren weitere orgastische Reaktionen, indem sie von sich aus dem Liebesakt ein Ende machen.

⇨ Sie sollten auch keine Hemmungen haben und Ihren Partner offen um eine Fortsetzung der Klitorisreizung bitten, wenn Ihnen danach ist. Vielleicht steckt das Potential eines mehrfachen Höhepunktes in Ihnen, ohne daß Sie bisher den Mut hatten, die Bedingungen dafür zu schaffen.

⇨ Grundsätzlich sollten Sie beim Sex nie etwas erzwingen wollen. Dann tritt nämlich leicht das Gegenteil ein, und die Lust reißt ab, anstatt sich zu vergrößern.

Der gleichzeitige Orgasmus

Christine ist enttäuscht: Sie hat mit ihrem Partner noch nie einen gemeinsamen Orgasmus erlebt. Ihre Freundin Petra jedoch schwärmt von einem solchen Erlebnis: »Es ist das Zeichen wahrer Liebe und absoluter Übereinstimmung!«

So leid es uns tut, da müssen wir widersprechen: Der gemeinsame Gipfelsturm ist weder ein Superorgasmus, noch das Symbol wahrer Liebe. Er ist nicht mehr als ein nettes kleines Liebeskunststück.

Trotzdem erscheint der gemeinsame Zieleinlauf vielen Liebenden als Höhepunkt des Höhepunktes. Warum? Vielleicht steckt dahinter die Urangst des Menschen vor dem Alleinsein. Vielleicht der magische Wunsch, durch möglichst viel Gemeinsames die bestehende Bindung zu vertiefen. Möglich ist auch, daß das Verlangen, sich gleichzeitig mit dem Partner in der Lust aufzulösen, die uralte Vorstellung heraufbeschwört, für ewig im Tod eins zu werden. Eine andere Erklärung ist ebenfalls denkbar: Im Liebesakt versuchen Frauen und Männer die Mutter-Kind-Einheit wiederherzustellen, die sie als Fötus im Mutterleib erlebten. Dieses symbiotische Arrangement erlaubte dem Ungeborenen eine vollkommene, passive Wunscherfüllung.

In jedem Erwachsenen steckt immer noch der Säugling, der sich nach dieser unbegrenzten Lust sehnt, die nicht durch Gefühle oder Wünsche eines anderen unterbrochen wird. Das Freiwerden und Ausleben der eigenen erotischen Impulse kann ja die erträumte, absolute Harmonie von Frau und Mann stören. Dagegen kann ein Liebesakt, der nicht durch das Auf und Ab der Lustempfindungen des Partners unterbrochen oder verzögert wird, Phantasien an das vorgeburtliche Paradies des absoluten Gleichklanges wecken.

Bei allem Respekt vor diesen erhabenen Vorstellungen –

ersparen Sie sich die Anstrengung, den Orgasmus gleichzeitig zu erreichen! Wunderbar, wenn es dazu kommt. Wenn nicht, ist es auch gut. Zurückhaltung und Beobachtung, also verkrampfte Anpassung an den Rhythmus des anderen, lassen ein lustvolles Sich-Fallenlassen gar nicht zu. Ohne dieses gibt es aber keinen Orgasmus. Schon gar keinen gemeinsamen.
Ordnen Sie Ihre Lust nicht unter allen Umständen der des Partners unter. Diesem Kraftakt fällt das eigene Empfinden fast immer zum Opfer. Dagegen können Sie es intensivieren, indem Sie die Erregung des Partners auf sich wirken lassen. Das große Verschmelzungserlebnis können Sie auch anders haben. Wenn Sie einander »nachher« in die Augen sehen und darin alle nur denkbare Liebe entdecken, verschmelzen Sie vielleicht mehr miteinander, als wenn Ihr Puls im selben Moment dieselbe Frequenz erreicht wie der des Partners.

Traumhaft schön: Der nächtliche Orgasmus

Er übermannt sie im Schlaf: Diejenigen, welche die Lust des Gipfelpunktes mit einem Geliebten kennenlernten. Jene, welche die höchsten sexuellen Wonnen nur durch die eigene kundige Hand erfahren. Und auch solche, die im wirklichen Leben das Feuerwerk der Sinne noch nie bis zum Allerletzten erlebten. Der nächtliche Orgasmus ist etwas ganz Besonderes, denn er entzieht sich Ihrer Willenskraft. Die Traumzensur sorgt dafür, daß weder Schuldgefühle noch Ängste das Anschwellen der Lust blockieren. Tagsüber bestimmen Gewissen und Selbstkontrolle das Handeln und Empfinden. Auch wenn es gar nicht bewußt

ist. Falls mentale Orgasmusbarrieren das endgültige Loslassen verhindern, können Sie noch so fleißig kopulieren oder reiben – der Höhepunkt bleibt aus. Andererseits können sich sogar die Frömmsten der Frommen nicht gegen einen Orgasmus wehren, der sie im Schlaf übermannt.
Vermutlich erging es der Heiligen Teresa so. Sie konnte es allerdings nicht zulassen, die nächtliche Lust zu akzeptieren, und deutete sie als religiöse Ekstase. Teresa berichtet von einem Engel, »dessen goldene Speerspitze in ihr Innerstes drang«, so daß sie »mehrere Male laut aufstöhnte ... so überwältigend war die Süße, daß ich wünschte, sie solle nie aufhören«.
Frauen sind häufiger als Männer von Hemmungen, Ängsten und der Unfähigkeit, die Selbstkontrolle aufgeben zu können, geplagt. Kein Wunder also, daß sie in Morpheus' Armen häufigere und süßere Orgasmen erleben als die Männer. Wir hören von Frauen auch des öfteren, daß sie mit einem Mann zwar sehr erregt seien, aber das tiefe Pulsieren eines vollständigen Orgasmus nur aus dem Traum kennen.
Noch etwas kennen viele Frauen nur aus dem Traum, nicht jedoch aus dem Wachzustand: Die instinktiven Bewegungen der Lust. Sie sind so tief im Körperbewußtsein verankert wie die Bewegungen, durch die Samen und Eizelle zueinanderfinden. Frauen, die fähig sind, sich bei der Liebe uneingeschränkt und ohne Selbstkontrolle hingeben zu können, kennen diese Bewegungsmuster: Das rhythmische Schaukeln des Beckens, das Aneinanderdrücken der Schenkel und das Kreuzen der Beine. Sogar die Muskeln der Scheide machen bei diesem nächtlichen Tanzrhythmus mit, indem sie sich öffnen und schließen.
Der nächtliche Orgasmus ist nicht unbedingt das Zeichen eines Mangels. Im Gegenteil. Manchmal ist er sogar die Draufgabe reichlich genossener Sinnenfreuden. Was immer

die Ursache sein mag – genießen Sie die traumhafte Lustexplosion. Wer schläft, sündigt nicht ...

Falls Sie auf der Suche nach sexueller Erfüllung sind, können Ihnen Ihre nächtlichen Orgasmen die Gewißheit geben, daß Ihr Körper die Sprache der Lust kennt. Haben Sie den Mut, dieses »Körperwissen« zuzulassen. Folgen Sie bei der Selbstbefriedigung und beim Liebesakt dem Schritt- und Lustmuster Ihres Körpers – er kennt den Weg zum Ziel besser als Ihr Kopf.

Zeit des Erwachens

Als Kinder bezogen wir Lust aus allen nur erdenklichen Quellen – aus dem Lutschen und Beißen, aus dem Streicheln, dem Urinieren und sogar aus dem Stuhlabgang. Unser ganzer Körper war eine einzige »erogene Zone« – jede liebevolle Berührung wurde lustvoll erlebt. Diese »Potenz« ging den meisten von uns im Laufe des Erwachsenenalters verloren. Aus der ursprünglich umfassenden, sinnlichen Ansprechbarkeit wird eine armselige Verknappung der Sexualität auf ihre genitalen Aspekte. Manche Frauen und Männer lernen erst wieder in einer Sexualtherapie, ihren Körper als ganzheitliches und nicht nur als genitales Lustinstrument zu erfahren.

So entwickeln Sie Körperbewußtsein

Der feinsinnige Dichter Rainer Maria Rilke brachte diese erotische Verarmung auf den Punkt: »Einmal waren wir überall Kind, jetzt sind wir's nur noch an einer Stelle ...«
Wenn Sie nur »an einer Stelle« oder womöglich gar nicht

erregbar sind, wenn Ihr Höhepunkt ein jähes, scharfes Geschehen ist und Ihr Körper davon seltsam unberührt bleibt, sollten Sie versuchen, wieder zu Ihrer ursprünglichen sexuellen Kraft zurückzufinden. Eine wichtige Voraussetzung besteht darin, daß Sie wieder eins mit Ihrem Körper werden. Das Medium dazu ist Ihre Haut.

Ihr Haut-Ich will leben ...

Wissenschaftler wie zum Beispiel Didier Anzieu und Ashley Montagu entwickelten vor etwa zwanzig Jahren den Begriff des »Haut-Ichs«. Schon für das Baby liegen die Unterscheidungen zwischen »Ich« und »Nicht-Ich« auf der Haut. Die ersten positiven Daseinserfahrungen sind Hauterfahrungen. Über den Hautkontakt gewinnt ein Baby das Gefühl von Geborgenheit, Liebe und Akzeptanz.

Nicht nur Kinder brauchen Körperkontakt, um sich angenommen und geliebt zu fühlen. Auch ein Erwachsener bleibt ewig Kind, wenn es darum geht, Zuneigung im wahrsten Sinne des Wortes zu »be-greifen«. Wir sehen immer wieder, daß sich Frauen, die zu wenig Hautkontakt haben, einsam und ungeliebt fühlen, obwohl sie von ihren Partnern materiell großzügig versorgt werden und es auch regelmäßig zu sexuellen Kontakten kommt.

»Er streichelt mich nie«, klagte erst unlängst die 36jährige Frau eines erfolgreichen Unternehmers. Sie erlebt den Sex mit ihrem Mann nicht als »Liebesakt«, sondern als eine sachlich-kalte geschlechtliche Betätigung.

»Ich spüre keine seelische Verbundenheit«, bedauerte sie. »Mein Mann ist zwar potent und weiß, wie man eine Frau erregt. Aber ohne Streicheln komme ich trotzdem nicht zum Orgasmus.«

Auch wenn heute Telefonsex eine Selbstverständlichkeit ist

und Frauen beruflich ihren »Mann stehen« – sobald es um die Orgasmusfähigkeit geht, gelten andere Werte.
Daß Berührungen so tiefgreifende seelische Wirkungen haben und wir ein Leben lang bedürftig nach Körperkontakt bleiben, ist biologisch zu erklären: Das zentrale Nervensystem und die Haut entwickeln sich aus der gleichen Keimanlage des Embryos. Sie können also in der Haut einen nach außen gekehrten Teil Ihres Nervensystems sehen. Die Nervenfasern, die die Tastreize an das Gehirn weiterleiten, haben einen größeren Querschnitt als alle anderen Nervenfasern der einzelnen Sinnesorgane. Nicht nur das: Unsere Haut, eine 18.000 cm^2 große Gefühlsebene, ist das größte organische System unseres Körpers. Hochgradig sensibel und mit einem direkten Draht zu unseren Gefühlsempfindungen ausgerüstet, hungert die Haut danach, berührt zu werden. Mit lustvollem Eincremen, Einseifen und Duschen, mit warmen Bädern, in denen die Haut sanft umspült wird, und mit schmeichelnden Stoffen tun Sie Ihrer Haut ganz instinktiv täglich Gutes.
Für die meisten Frauen kann Liebe zwar ohne Sex auskommen, aber nicht ohne Zärtlichkeit. Falls Sie eine von jenen Frauen sind, denen es genügt, wenn sie der Partner nur streichelt und liebkost, sollten Sie sich natürlich die Frage stellen, ob er für Sie – unterbewußt – womöglich nur die mütterliche Zärtlichkeit fortsetzen soll. Doch abgesehen von dieser Einengung des sexuellen Erlebens spricht nichts dagegen, daß Sie sich zu Ihrer Lust an der Zärtlichkeit bekennen. Verleugnen Sie nicht Ihr Bedürfnis nach Hautkontakt: Ihr Haut-Ich will leben …

Wie Sie die Lust wachstreicheln

Viele Frauen sehnen sich verzweifelt nach zärtlichem Hautkontakt, aber wenn es darauf ankommt, können sie sich durch die streichelnden Hände des Partners nicht wirklich erregen lassen.

Wenn Sie den Kontakt zu Ihrem Körper verloren haben und Berührungen in Ihrer Phantasie erfüllender sind als in der Realität, sollten Sie Streichel- und Körpererfahrungen erst einmal allein machen. Sobald Sie das »Instrument« kennen, das Ihnen Lust und sexuelle Erfüllung ermöglicht, sind unbewußte Gefühlssperren und Abwehrhaltungen nicht mehr so notwendig.

⇨ Nehmen Sie ein ausgedehntes, warmes Bad mit einem duftenden Zusatz, ziehen Sie sich an einen Platz zurück, an dem Sie sich wohl fühlen. Vielleicht haben Sie Lust, Entspannungsmusik zu hören. Sorgen Sie dafür, daß die Raumtemperatur angenehm warm und das Licht wohltuend gedämpft ist. Freuen Sie sich auf die bevorstehenden Erfahrungen der Berührungsbehaglichkeit ...

⇨ Berühren Sie einmal Ihre Fingerspitzen! Sie werden feststellen, daß diese unterschiedlich sensibel sind. Betasten Sie jetzt mit einem Ihrer empfindsameren Finger Ihre Mundwinkel. Spüren Sie den zarten Berührungsreiz? Experimentieren Sie einmal damit, welche Körperzone auf behutsame und welche Zone auf festere Berührungen reagiert.

⇨ Lassen Sie sich bei dieser Streichelübung Zeit: Betasten Sie Ihre Arme, Ihren Po, Ihre Hüften, den Bauch und den Busen. Genießen Sie das Gefühl, das Sie durchströmt, wenn Sie die zarte Haut der inneren Schenkel berühren oder wenn Sie mit einem festeren Griff Ihren Gesäßmuskel umspannen.

⇨ Streicheln Sie sich von Kopf bis Fuß. Langsam, ruhig! Kein hastiges oder verlegenes Angreifen. Sachte, ausgedehnte, sich wiederholende Berührungen erzeugen bald ein sicheres, positives Körpergefühl.

⇨ Sie sollen das Streicheln nicht danach beurteilen, ob in Ihren Genitalien Erregung entsteht! Entscheidend ist nur, ob die Berührungen Wohlbehagen auslösen.

⇨ Berührungsbehaglichkeit wirkt oft so erotisierend, daß die sexuelle Erregung eine spontane Folge davon ist. Wenn das der Fall ist, spricht nichts dagegen, daß Sie sich selbst befriedigen. Wenn Sie nicht mehr spüren als eben Behaglichkeit, ist es auch in Ordnung. Wichtig ist, daß Sie sich wohl fühlen.

⇨ Nachdem Sie die Erfahrung der Berührungsbehaglichkeit allein gemacht haben, sollten Sie dazu übergehen, sie gemeinsam mit einem Partner zu machen. Lassen Sie sich etwa zehn Minuten lang von Ihrem Partner streicheln. Sie liegen dabei am Bauch, seine streichelnden Hände sparen die Geschlechtszonen aus. Es geht ja nicht darum, sexuell erregt zu werden, sondern die Berührungsbehaglichkeit mit dem Partner zu teilen.

⇨ Vielleicht fällt es Ihnen schwer, das Streicheln passiv zu genießen. Vielleicht glauben Sie, Sie müßten beim Sex immer etwas »tun«. Aber die Erfahrung, daß sexuelles Tun nicht unbedingt gleichbedeutend mit sexuellem Fühlen ist, haben Sie buchstäblich schon am eigenen

Leib gemacht. Schluß damit! Üben Sie sich darin, zu nehmen und passiv zu genießen.

- ⇨ Versuchen Sie also, den Punkt, an dem Sie den Impuls zur Aktivität spüren, zu überwinden. Retten Sie sich nicht in eine sexuelle Handlung, z. B. Fellatio oder den Geschlechtsverkehr.

- ⇨ Geben Sie sich mit allen Sinnen den Liebkosungen Ihres Partners hin. Konzentrieren Sie sich darauf, wie sich seine Hände auf Ihrer Haut anfühlen und wie Sie von seiner Wärme durchströmt werden.

- ⇨ Die Erfahrung der vertrauensvollen Hingabe ist ein besonderes Element der Sinnlichkeit und Bindung. Es ist daher wichtig, daß die Streichelübung auch in umgekehrter Reihenfolge gemacht wird. Das heißt, daß derjenige, der zuerst der passiv Empfangende war, dann die Rolle des aktiv Streichelnden übernimmt.

- ⇨ Noch einmal: Warten Sie nicht auf sexuelle Erregung! Lassen Sie die Berührungen nur unter die Haut gehen …

Befreunden Sie sich mit Ihrem Körper

Anzieu stellte fest, daß Störungen in der Hautwelt eines Kindes später zu Abgrenzungsproblemen führen können. Erwachsene, die als Kinder nicht genug Streicheleinheiten bekamen, sind oft in ihren Kontakten zu anderen gestört und können ihren eigenen Körper nicht richtig wahrnehmen. Für Frauen verschärft sich diese Problematik durch den Druck der Medien: Frauen werden ständig mit makel- und alterslosen Schönheiten konfrontiert, die ihnen auf schmerzhafte Weise die eigenen körperlichen Unzulänglichkeiten vor Augen führen. Daß diese Models nur Ausnahmeerscheinungen sind und die perfekte Optik durch die Möglichkeiten der Foto- und Computertechnik erreicht wird, ändert nichts daran – die Durchschnittsfrau hat ein gebrochenes Verhältnis zu ihrem Körper.

Frauen sind traditionell das »schöne Geschlecht«. Sie glauben, daß sie einem Mann beim Sex einen perfekten Körper bieten müßten. Ihre Angst und Unsicherheit, einem vermeintlich zwingenden ästhetischen Anspruch nicht zu genügen, verursacht nicht selten Hingabestörungen. Männern ist diese Körperproblematik zumeist fremd. Aber Frauen schämen sich oft dafür, nicht perfekt zu sein, daher sind sie nicht mehr eins mit ihrem Körper. Das bleibt nicht ohne Folgen: Eine Frau, die ihren Körper nicht akzeptiert, kann ihn nicht den Liebkosungen eines Partners überlassen. Sie ist von ihren Empfindungen abgeschnitten.

Häufig soll eine besessene »Körpergestaltung« in Form von Fettabsaugung, kosmetischen Straffungen, Verkleinerungen oder Vergrößerungen das verlorengegangene Körpergefühl wiederherstellen. Das können Sie leichter erreichen, wenn Sie sich Schritt für Schritt mit Ihrem Körper anfreunden und sich bemühen, wieder in Ihrem Körper zu »wohnen«.

⇨ Betrachten Sie Ihren Körper als ureigensten Ausdruck Ihrer Persönlichkeit und nicht mit einem kritischen, männlichen Blick, der ständig Vergleiche mit einem imaginären Idealtypus zieht.

⇨ Falls Sie mit einem Körperteil oder einer Körperzone besonders unzufrieden sind, setzen Sie sich vor einen Spiegel, und sprechen Sie mit diesem Körperteil. Sagen

Sie zum Beispiel: »Ihr seid meine Beine, die mich seit Jahrzehnten durchs Leben tragen. Ihr habt mich nicht im Stich gelassen. Ich danke euch dafür.«

Männer beziehen aus der Tatsache, daß ihr Körper durch die sexuelle Aktivität Strahlkraft bekommt, auch dann ein gesundes Körperbewußtsein, wenn sie alles andere als athletisch gebaut sind. Auch Sie als Frau könnten über diese körperliche Strahlkraft verfügen! Dazu ist es nicht notwendig, daß Sie modellierte, straffe Hüften, einen flachen Bauch und einen knackigen Busen haben.

⇨ Das entscheidende Kriterium der sexuellen Erregung ist nicht die perfekte Statik eines Körpers, sondern seine erotische Ausstrahlung.

⇨ Durch Ihre Hingabe an die Lust entwickelt Ihr Körper eine Strahlkraft, die den Funken der Erregung überspringen läßt. Sobald Ihr Partner in diese Aura – man kann auch sagen: in dieses Kraftfeld – gerät, wird er erregt. Egal, ob Sie nun ein paar Zentimeter zuviel auf den Hüften haben oder ob Ihr Busen ein bißchen schlaff ist. In diesem Stadium des Begehrens sind prüfende, kritische Blicke gar nicht mehr möglich.

⇨ Wenn Sie während eines Liebesaktes ständig daran denken, daß Ihrem Geliebten Ihr Busen oder Ihre Schenkel mißfallen könnten, dann teilen Sie ihm diese Ängste und Vorbehalte auch ohne Worte mit. Ihr Körper verkrampft sich, Sie werden steif wie ein Brett. Ihre Ängste nehmen Ihrem Körper die erotische Ausstrahlung. Umgekehrt läßt ein Körper, der mit Lust und Lebenskraft erfüllt ist, gar nicht zu, daß ein Mann seine Aufmerksamkeit auf Mängel richtet.

⇨ Ihre körperliche Selbstakzeptanz ist also nicht nur eine wichtige Voraussetzung des eigenen Lusterlebens, sondern auch ein verläßliches Mittel dazu, daß der Partner in Ihren sexuellen Sog gerät.

Viele Frauen haben eine falsche Körperwahrnehmung – sie empfinden sich als zu dick oder zu dünn. Andere wieder haben keinen Kontakt zu den Empfindungen ihres Körpers. Sobald sie berührt werden, verlassen sie ihre Haut und stehen als Beobachter der Szene neben sich selbst. Gerade diese Frauen haben Sehnsucht nach Körpererfahrungen. Ihre Haut hungert danach, berührt zu werden – Hauterkrankungen oder Juckreiz sind manchmal »verkörperte« Schreie nach Berührung.

⇨ Berühren Sie Ihren Körper öfter vor einem größeren Spiegel. So können Sie die Körpereindrücke, die Ihnen Ihre Augen vermitteln, gleichzeitig mit den Händen aufnehmen: Sie be-greifen sich.

⇨ Wenn es Ihnen schwerfällt, auf diese Art und Weise in Kontakt mit Ihrem Körper zu kommen, versuchen Sie es mit einer Dusche: Besorgen Sie sich einen duftenden Duschzusatz, und lassen Sie Ihre Hände unter der Dusche über Ihren Körper wandern. Auch auf diese Weise können Sie sich ein Bild von Ihrem Körper machen.

In eigener Sache

Erlauben Sie uns eine Frage: Wissen Sie, wie der Penis Ihres Partners aussieht? Ist er hell oder dunkel pigmentiert?

Schwingen seine Hoden frei wie Glocken? Oder sitzen sie wie Nüßchen fest? Bravo, Sie wissen viel über die intime Anatomie Ihres Gefährten. Aber kennen Sie die Geographie in Ihrem eigenen Schritt? Welche Farben haben Ihre äußeren Schamlippen? Wo liegt Ihre Harnröhre? Wir würden uns nicht wundern, wüßten Sie jetzt nicht auf Anhieb eine Antwort. Die meisten Frauen, mit denen wir über dieses heikle Thema sprachen, gaben zu, daß sie ihre Intimzone noch nie bewußt betrachteten. Das eigene Organ ihrer Lust ist ihnen fremder als das ihres Partners. Sogar Frauen, die unbekümmert und häufig masturbieren, wissen oft nicht, wie die Zone zwischen ihren Beinen wirklich aussieht.
Männer haben eine viel bewußtere Einstellung zu ihren Geschlechtsorganen. Kein Wunder – ihr Penis ist griffbereit. Ein Mann berührt ihn regelmäßig beim Pinkeln, und wenn er nackt ist, ist er zwangsläufig mit seinem schlaffen oder erigierten Glied konfrontiert. Männer haben nicht nur ein konkretes Bild von ihrem Penis, sie wissen auch genau, wie er angefaßt und stimuliert werden will. Bei Frauen ist das anders. Das Geschlecht der Frau entzieht sich ihren Blicken. Versteckt hinter einem dunklen oder hellen Vlies ruht es in sich. Aber was verbirgt sich hinter dem Gekringel? Gähnende Leere? Eine fleischfressende Pflanze?
Es ist nicht gleichgültig, welche Vorstellung Sie von der Anatomie Ihres Geschlechtsorgans haben. Das realistische Bild Ihrer Intimzone und das bewußte Verfügen darüber sind wichtige Individuationsfaktoren. Wenn Sie Bescheid wissen, was wo warum vorhanden ist, welche grundsätzlichen Funktionen möglich sind und an welche ästhetischen Richtlinien Sie sich halten können, werden Sie jenes Körperbewußtsein entwickeln, das die Voraussetzung zur Hingabe an eine sexuelle Handlung ist. Nichtwissen macht angst, Wissen beruhigt. Je besser Sie über sich Bescheid wissen, desto selbstverständlicher werden Sie mit Ihrem

Körper umgehen können, desto leichter können Sie seine Reaktionen zulassen. – Wir werden uns mit der Anatomie Ihres primären Geschlechtsorgans nicht unnötig aufhalten. Aber ein bißchen Information muß sein.

Wenn Sie in Stimmung sind, etwas in eigener Sache zu tun, nehmen Sie ein gemütliches Bad, und ziehen Sie sich mit einem Handspiegel an einen ruhigen Ort zurück. Machen Sie es sich bequem, und berühren Sie Ihre Geschlechtszone. Ihre Fingerspitzen werden Ihnen den Eindruck von feuchtwarmer Schleimhaut vermitteln. Sie spüren Härchen, eine etwas derbere Haut und den schlüpfrigen Eingang Ihrer Liebespforte. Aber haben Sie ein Bild von Ihrer Muschi vor Augen? Ist sie rosig und fleischig? Oder purpurfarben und gotisch lang? Vermutlich wissen Sie es nicht. Nehmen Sie jetzt den Handspiegel, und klemmen Sie ihn zwischen Ihre Beine. Was sehen Sie?

Sie sehen die behaarten äußeren Schamlippen, die nur selten gleich groß sind. Vielleicht überrascht Sie die etwas derbere Beschaffenheit der großen Schamlippen. Kein Wunder. In Romanen ist ja immer nur von samtig-rosa- und perlmuttfarbenen Schamlippen die Rede. Aber die äußeren Schamlippen entsprechen in ihrem anatomischen Aufbau dem männlichen Hodensack. Ist der etwa zartrosa oder perlmuttfarben? Sicher nicht. Seine Haut ist derber und kräftiger als zum Beispiel die Haut des Penis, denn sie muß die Hoden schützen. Auch Ihre großen Schamlippen haben – neben ihrer sexuellen Ansprechbarkeit – die Funktion, die zartere innere Genitalzone zu schützen.

Wenn Sie die äußeren Schamlippen spreizen, sehen Sie die kleineren, zarteren inneren Schamlippen. Ihre Farbe ist von Frau zu Frau verschieden. Betasten Sie jetzt bewußt die äußeren und die inneren Schamlippen. Sie werden sofort merken, daß die inneren wesentlich empfindsamer sind als die äußeren Schamlippen. Die kleinen Schamlippen flankieren die Scheiden- und Harnröhrenöffnung. Schauen Sie genau hin! Dort, wo die kleinen Schamlippen zusammengewachsen sind, liegt die Klitoris. Die Klitoriseichel sitzt am Ende des sogenannten Klitorisschaftes und versteckt sich unter einem Vorhauthäubchen. Wenn Sie es behutsam zurückziehen, kommt die kleine Lustperle ganz zum Vorschein. Fassen wir also zusammen: Etwas weiter oben liegt die Klitoris, dann sehen Sie den Harnröhrenausgang, dann den Scheideneingang. Das kompakte Stückchen zwischen Scheideneingang und Afteröffnung ist der Damm. Diese zwischen Vulva und After gelegene Zone ist die mit Haut überzogene Außenschicht des Beckenbodens; dieser Bereich ist hochgradig erregbar.

Rund um den Scheideneingang sind winzige Drüsen eingelagert, die bei sexueller Erregung ein dünnes, klares Sekret absondern. Außerdem wird der Scheideneingang vom sogenannten PC-Muskel umgeben. Der »Pubococcygealmuskel« oder Liebesmuskel hat für das Lusterleben eine besondere Bedeutung, aber davon reden wir später. Sie haben sicher schon gehört, daß nur das erste Drittel der Scheide üppig mit Nervenenden versorgt ist und daher besonders lustvoll reagiert. Das tiefere Scheidenrohr ist zwar sehr elastisch, aber für Berührungsimpulse nicht mehr wesentlich ansprechbar. Die Scheide selbst ist kein Hohlraum im Sinne eines Loches, denn ihre Wände liegen entspannt aneinander. Wenn der Penis eindringt, glättet er das faltige Relief der Scheidenwände – die Vagina »entfaltet« sich buchstäblich. Bei sexueller Erregung weitet sich das tieferliegende, für Sie jetzt nicht sichtbare Scheidengewölbe. Manchmal verdoppelt sich der Durchmesser sogar. Am Höhepunkt der Erregung senkt sich die Gebärmutter so weit, daß die Kontakte zwischen dem Penis und dem Muttermund oft sogar deutlich und lustvoll gespürt wer-

den. Die Angst vieler Frauen, zu eng zu sein, ist unbegründet: Die Ringmuskeln der Scheide sind so extrem dehnbar, daß bei der Geburt immerhin der kindliche Kopf durchtreten kann. Selbst ein großer Penis ist für die elastische Scheide nicht zu groß.
Schmerzen beim Verkehr können ein Hinweis auf eine Erkrankung (Entzündung, Infektion oder ähnliches) sein und müssen gynäkologisch abgeklärt werden. Ist keine medizinische Ursache feststellbar, sind eine Abwehrhaltung gegenüber dem Partner oder unbewußte Ängste Schuld an den Verkrampfungen, die dann mehr oder weniger starke Schmerzen verursachen (siehe S. 113).

Schamlose Lust

Studieren Sie Ihre intime Anatomie nicht nur einmal, sondern so lange, bis sie kein weißer Fleck mehr auf der Landkarte Ihres Körpers ist. Wenn das der Fall ist, wird Sie auch nicht mehr unnötige Scham bezüglich Ihrer genitalen Ästhetik quälen.
Daß die meisten Frauen damit zu tun haben, Schamschranken abzubauen, ist leicht erklärt. Vor allem kleine Mädchen bekommen immer wieder zu hören: »Greif da unten nicht hin.« »Spiel nicht damit.« »Hast du dich ›unten‹ schon gewaschen?« Noch heute haben Mütter für die Geschlechtszone ihrer Töchter keinen Namen. Nicht zufällig heißt der weibliche Intimbereich auch heute noch »Scham«.

Wir wollen nicht in Abrede stellen, daß viele Frauen mit Hilfe von Schamgefühlen ihre Angst vor der Unberechenbarkeit ihrer Lust kontrollieren. In einem unserer Seminare erzählte eine Frau, daß sie beim Anblick des erigierten Penis ihres Partners vor Scham in den Erdboden versinken könnte. Später stellte sich dann heraus, daß sie Angst vor der Lust hatte, die sie in sich spürte, wenn sie den pulsierenden, großen Penis in der Hand hatte und dabei ihre Macht über den ganzen Mann spürte. Schamgefühle dienen in diesem Fall als Schutzschild. Die betreffende Frau geniert sich und gibt sich zurückhaltend. Damit weicht sie der sexuellen Erregung aus, die in ihren unbewußten Phantasien etwas Bedrohliches hat.

Abgesehen davon ist die genitale Scham ein weibliches Phänomen. Schamkranke Mütter haben schamkranke Töchter. Vielleicht wird es eines Tages tatsächlich soweit sein, daß nicht mehr von Schamlippen, sondern von Venuslippen die Rede ist und damit von der verbalen Seite her die »Schamzone« nicht mehr so negativ besetzt ist.

Vor fünfundzwanzig Jahren erregte eine eigenwillige Veranstaltung in New York die Öffentlichkeit. Mehr als tausend Frauen erhoben sich und spendeten der Künstlerin Betty Dodson stehende Ovationen. Raten Sie, was Betty Dodson zeigte. Mode? Nein. Schmuck? Auch nicht. Sie zeigte Fotos von weiblichen Geschlechtsteilen. Je nach Aussehen trugen sie so anmutige Namen wie »Valentina« oder »Classical«. Die fotografische Präsentation eines Geschlechtsorgans, das bis dahin buchstäblich ein Schattendasein fristete, machte nicht nur deshalb Schlagzeilen, weil die anwesenden Frauen so euphorisiert Applaus spendeten. Der weltweite Erfolg der Veranstaltung war vor allem darauf zurückzuführen, daß jede einzelne Frau, die sich mit den bezaubernden, blumenartigen Fotos der weiblichen Geschlechtsteile konfrontiert sah, begriff: »Ich bin schön!« Die ästhetische Sichtweise, mit der Betty Dodson jenen weiblichen Körperteil darstellte, auf den sich jahrtausendelang die heftigsten Schamgefühle konzentrierten, revolutionierte das weibliche Schamempfinden unzähliger Frauen. In Sexualtherapien empfehlen wir Frauen, ihre Genitalien mit exotischen Blumen zu vergleichen und sie entsprechend zu zeichnen. Natürlich gibt es auch ein gesundes Schamgefühl. Es ist eine Kraft, die hilft, die eigenen Grenzen zu schützen. Aber zerstörerisches Schamgefühl bedeutet fast immer Isolation, Passivität und mangelndes Selbstwertgefühl.

Mut zur Selbstbefriedigung

Jetzt sind Sie also soweit: Sie kennen Ihre Genitalzone aus dem Effeff. Nun ist der nächste Schritt fällig. Machen Sie sinnliche Erfahrungen mit sich selbst. Arrangieren Sie sich wieder ein Rendezvous mit sich selbst. Gönnen Sie sich ein duftendes, ausgedehntes Bad, und cremen Sie sich nachher ein. Falls Ihnen unbehaglich zumute wird, weil die sinnliche Beschäftigung mit dem eigenen Körper nie erlaubt war, beruhigen Sie sich. Sagen Sie sich, daß jetzt nur alte Kinderängste wach werden und daß die elterlichen Verbote keine Gültigkeit mehr haben. Sie sind eine erwachsene Frau und niemand anderem außer sich selbst Rechenschaft schuldig. Lustvolle Körpererfahrungen sind weder eine Sünde noch eine Schwäche. Ganz im Gegenteil. Lustvolle Körpererfahrungen sind unerläßlich, wenn sich Ihre sexuellen Kräfte entfalten sollen.

⇨ Berühren Sie die zarten Schleimhäute Ihrer Genitalzone. Probieren Sie aus, welcher Ihrer Finger Ihnen angenehm ist. Viele Frauen spüren am meisten und fühlen sich am wohlsten, wenn sie den Mittelfinger zu Stimulationen verwenden. Es kann aber auch sein, daß Sie mehr Gefühl im Zeigefinger haben.

⇨ Spielen Sie erst mit Ihrem Schamhaar, und gleiten Sie dann spielerisch von den großen zu den kleinen Schamlippen. Rufen Sie sich in Erinnerung, wie Sie hier aussehen. Berühren Sie sich nur zart, lassen Sie die Fingerkuppe nur behutsam über die zarte feuchte Haut wandern. Riechen Sie dann an Ihrem feuchten Finger, schmecken Sie ihn. Wenn Sie mit Ihrem Duft und Geschmack vertraut sind, bekommen Sie leichter Zugang zu Ihren sexuellen Reaktionen.

Wenn Sie wissen, wie Sie sich selbst zum Höhepunkt bringen können, dann überblättern Sie die folgenden Beschreibungen. Aber wenn Sie noch keine oder nur wenig Masturbationserfahrung haben, sollten Sie sich dazu entschließen, vorerst einmal mit Hilfe der Selbstbefriedigung Ihre orgastische Potenz zu entwickeln.
Für den Fall, daß Sie es bis heute noch nicht wagten, das Selbstbefriedigungstabu zu brechen, das Ihnen Ihre Mutter mit Worten oder auch nur mit Blicken auferlegt hat – jetzt ist es Zeit dazu! Es geht dabei nicht nur um Lust, sondern um Gefühle der Macht und Freiheit. Mit dieser selbstbestimmten sexuellen Erlebnisform akzeptieren Sie Ihre Zuständigkeit für die Befriedigung Ihrer Bedürfnisse.
Wenn Sie Ihren Körper und seine Funktionen kennen, können Sie Ihr Wissen an einen Partner weitergeben. Der angstfreie Umgang mit der eigenen Sexualität macht es auch eher möglich, daß Sie sich beim Sex vertrauensvoll hingeben können. Sie kennen Ihr Lustmuster, und Sie haben Selbststeuerungsmöglichkeiten. Dieses sexuelle Wissen macht Sie gelassen: Wenn es nötig ist, können Sie die Sache selbst in die Hand nehmen.

Das 1 x 1 der Masturbation

Falls Sie den Schatz Ihrer sexuellen Kräfte noch nicht gehoben und tatsächlich noch nie einen Orgasmus von eigener Hand erlebt haben, können ein paar praktische Tips nicht schaden:

- ⇨ Stimulieren Sie sich nicht punktuell an einem einzigen, zentralen Punkt, sondern legen Sie einen Finger möglichst flach und sanft auf die gesamte Zone von Klitorisschaft und Vorhaut auf. Reiben Sie nicht zu fest, sondern zart mit halb drückenden, halb vibrierenden Berührungen. Wenn Sie ein Zunehmen der Erregung spüren, werden Sie ganz instinktiv das Tempo und die Intensität Ihrer Stimulationen verstärken.

- ⇨ Lassen Sie sich nicht davon irritieren, wenn sich der Druckpunkt verlagert, der eben noch Ihre Erregung gesteigert hat. Er kann weiter nach oben oder weiter nach unten wandern. Reiben Sie sanft und stetig weiter.

- ⇨ Bearbeiten Sie keinesfalls die Klitoriseichel direkt und zu heftig. Die meisten Frauen reagieren auf zu direkte Stimulationen mit Widerwillen. Bei manchen schlägt die Lust sogar in Schmerz um.

- ⇨ Stimulieren Sie mit Ihrem Finger den Klitorisschaft und die Stelle links und rechts neben dem Kitzler. Achten Sie darauf, wo Sie stärkere Lustgefühle entwickeln.

- ⇨ Ohne ausreichend feucht zu sein, ist eine Klitorisstimulation ungefähr so erregend wie das Bemühen, sich Sand aus den Augen zu reiben. Sorgen Sie für satte Glitschigkeit! Sie können gar nicht feucht genug sein! Nehmen Sie einfach Spucke zu Hilfe. Ein Gleitmittel intensiviert die Berührungsintensität und ist daher in jedem Fall zu empfehlen. Auch wenn Sie ausreichend feucht sind, sollten Sie sich für Ihre Bemühungen in eigener Sache ein Gleitmittel besorgen. Jede Stimulation mit einem Gleitmittel wird doppelt genußvoll empfunden und führt schneller zum Ziel. Verwenden Sie aber nicht Vaseline, denn sie dämpft die Empfindungen.

⇨ Wenn Sie Schwierigkeiten haben, in Stimmung zu kommen, lesen Sie ein erotisches Buch oder schauen Sie sich einen Softporno an. Mit der Unterstützung von Erotika fällt es Ihnen leichter, sinnlich und bei der Sache zu bleiben.

⇨ Falls Sie einer erotischen Phantasie nachhängen, denken Sie dran: Gedanken sind frei! Lassen Sie Erinnerungen zu, die Sie erregen. Auch dann, wenn Ihnen diese Situationen bizarr erscheinen.

⇨ Wenn es Ihnen schwerfällt, eine Phantasie zu entfalten, rufen Sie sich eine aufregende Film- oder Literaturszene in Erinnerung. Schmücken Sie sie in Gedanken nach Ihrem Geschmack aus. Vielleicht gibt es einen Mann oder eine Frau, der/die Ihre Phantasien anregt. Stellen Sie sich vor, was Sie mit diesem Traumpartner tun würden oder er mit Ihnen machen könnte. Auch die Erinnerung an ein erotisches Erlebnis der Vergangenheit kann Zunder für eine anregende Phantasie sein.

⇨ Sollte es Ihnen trotz größter Bemühungen nicht gelingen, Lustgefühle zu entwickeln, können Sie auch einen Vibrator zu Hilfe nehmen. Am besten eignet sich ein einfacher Massagevibrator, den Sie nicht direkt auf der Klitoriseichel, sondern seitlich neben dem Schaft ansetzen. – Vielleicht haben Sie einem Vibrator gegenüber Vorbehalte. Warum eigentlich? Es ist jedes Mittel recht, die schlummernde sexuelle Kraft zur Entfaltung zu bringen! Außerdem müssen Sie ja nicht dabei bleiben, sich immer mit einem Vibrator zu befriedigen. Vorläufig geht es darum, daß Sie Ihre sexuelle Reaktion in Gang bringen.

⇨ Ein ideales Hilfsmittel ist der Vibrator dann, wenn eine Frau extrem lange braucht, um wenigstens ein bißchen erregt zu werden. Eine Dreiviertelstunde lang die Klitoriszone zu bearbeiten ist mühsam und entmutigend. In diesem Fall können die starken Vibrationen eines Vibrators die Zeit des Lustaufbaues deutlich verkürzen.

⇨ Sollten Sie sich dazu entschließen, einen Vibrator zu verwenden, machen Sie sich deswegen keine Skrupel. Auch in Sexualtherapien ist der energiesparende und stimulierende Effekt des Vibrators ein fixer Therapie-Bestandteil.

⇨ Falls Sie das erregende Empfinden der Angeschwollenheit, das Pulsieren und Pochen Ihres Kitzlers und das süße Sehnen der Scheide ohnedies schon spüren, brauchen Sie keinen Vibrator mehr. Lassen Sie sich Zeit mit den Stimulationen, und warten Sie nicht verzweifelt auf das »Jetzt oder nie«. Je mehr Sie sich auf einen Orgasmus konzentrieren, desto weniger leicht kommt er zustande. Genießen Sie das, was Sie spüren.

Argumente für die Liebe an und für sich

Machen wir uns nichts vor: Selbstbefriedigung erzeugt immer noch Skrupel. Aber es gibt viele Argumente für die Liebe an und für sich:

- Selbstbefriedigung ist selbstbestimmte Sexualität. Wenn Sie sich zur Selbstbefriedigung bekennen, akzeptieren Sie damit Ihre Zuständigkeit für die Befriedigung Ihrer sexuellen Bedürfnisse. Sie sind nicht dazu gezwungen, Ihre Befriedigung einem Partner zuzuweisen und von ihm zu erhoffen: »Mach mich glücklich.«
- Wenn Sie Ihren Körper und Ihre Lustbedingungen kennen, können Sie diese Erfahrungen an einen Partner weitergeben. Mit Ihrem Körperwissen sichern Sie sich sexuelle Lust, und Sie entlasten Ihren Partner von dem Druck, Ihnen einen Höhepunkt »verschaffen« zu müssen.
- Selbstbefriedigung ist eine ideale Möglichkeit, einen angstfreien Umgang mit der eigenen Sexualität einzuüben. Die Hingabe an das sexuelle Geschehen ist ja nur dann möglich, wenn Vertrautheit mit dem eigenen Körper und der eigenen sexuellen Reaktion besteht.
- Für viele Frauen ist Selbstbefriedigung die einzige Möglichkeit, einen Höhepunkt zu erleben, weil sie sich nicht an ein anderes Lustmuster anpassen müssen. Aber anstatt sich im Geheimen und allein Lust zu verschaffen, sollte soviel Vertrauen zwischen einem Paar bestehen, daß die Selbstbefriedigung in den sexuellen Akt integriert werden kann. Das ist nicht nur eine erregende Variation des Liebesspieles, die Intimität des gemeinsamen Erlebens vertieft auch die Beziehung.
- Die Masturbation wird von Ärzten vor allem jenen Frauen empfohlen, die keinen regelmäßigen Geschlechtsver-

kehr haben: Häufige Selbstbefriedigung verhindert die Scheidenschrumpfung. Durch die sanfte Massage und den Orgasmus erhöht sich die Durchblutung, und die Atrophie wird verhütet oder bildet sich wieder zurück.

- Sollten Sie keinen Partner haben, ist die Liebe an und für sich natürlich auch ein legitimes Mittel, sich zu entspannen. Vergessen Sie moralische Skrupel oder gar gesundheitliche Bedenken. Seien Sie stolz auf die Fähigkeit, Zugang zu Ihren sexuellen Kräften zu haben.

Mehr Lust durch Intimgymnastik

Lust zu haben ist eine Sache, einen Orgasmus zu erleben eine andere. Wie Sie inzwischen schon gesehen haben, gibt es viele Gründe für das Ausbleiben des Höhepunktes. Eine häufige und relativ einfach zu behebende Ursache dafür, daß sich die sexuelle Kraft einer Frau nicht voll entfalten kann, ist die Schwäche und Inaktivität des PC-Muskels. Dieser breite Muskel, der die Scheidenöffnung umgibt und die gesamte Beckenfläche vom Schambein bis zum Steißbein bedeckt, hat den klingenden Namen »Musculus pubococcygeus« (abgekürzt PC). Diesen Zungenbrecher sollten Sie – im wahrsten Sinne des Wortes – in den Griff bekommen.

Durch An- und Entspannen des PC-Muskels sichern Sie sich mehrere Vorteile zugleich: Zunächst wird die Durchblutung der gesamten Genitalgegend gesteigert, und es kommt zu intensiveren Lustempfindungen. Vor allem aber wird die gesamte Scheidenanlage gestrafft, so daß der Sex lustvoller wird. Ein elastischer, lebendiger Scheideneingang sichert stärkere Berührungsimpulse. Wenn Sie eine anpassungsfähige Scheide haben, können Sie damit auch einen zierlichen Penis umfassen und sich Ihre Lust aktiv holen. Zusätzlich werden durch das An- und Entspannen des PC-Muskels die Voraussetzungen für den Orgasmusreflex entscheidend verbessert. Sie wissen ja: Einerseits sind das erste Scheidendrittel und somit auch die Muskeln, die die Scheide umgeben, für das Lustempfinden besonders empfänglich. Andererseits besteht der weibliche Orgasmus aus Kontraktionen der Scheidenmuskulatur, insbesondere des PC-Muskels.

Die sogenannten »Kegel-Übungen« kräftigen diesen Muskel und sind daher für genußvolleren Sex wichtig. Entwickelt wurde diese »Intimgymnastik« Anfang der fünfziger Jahre von dem Gynäkologen Dr. Arnold Kegel. Die Übungen werden »Kegels« genannt und waren ursprünglich dazu gedacht, Frauen, die unter unwillkürlichem Harnverlust litten, und Frauen nach einer Geburt die Straffung der erschlafften Beckenbodenmuskulatur ohne Operation zu ermöglichen. Doch es dauerte nicht lange, und die »kegelnden« Frauen stellten fest, daß dieses Muskeltraining nicht nur den Tonus der Scheide, sondern auch ihr sexuelles Empfinden erhöhte.

Inzwischen werden die Kegel-Übungen nicht nur bei unfreiwilligem Harnverlust, sondern auch als orgasmusförderndes Muskeltraining empfohlen.

⇨ Um herauszufinden, wann der PC-Muskel in Aktion ist, setzen Sie sich einfach mit gespreizten Beinen auf die Toilette und unterbrechen Sie bewußt den Urinstrahl. Der Muskel, der das bewirkt, ist der PC-Muskel!

⇨ Jetzt sind Sie mit der Funktion des PC-Muskels vertraut. Führen Sie nun zwei Finger in die Scheide; umschließen Sie die Finger etwa drei Sekunden lang. Lassen

Sie sie drei Sekunden los, und umschließen Sie die Finger wieder.

⇨ Wenn Sie diese Übung aus dem Effeff beherrschen, brauchen Sie in der nächsten Phase die Finger nicht mehr. Steigern Sie die Kegel-Übungen auf etwa fünfzigmal täglich.

⇨ Am besten wäre es, das PC-Muskeltraining an eine tägliche Routinehandlung, wie zum Beispiel das Zähneputzen, zu koppeln.

Sie können natürlich überall und jederzeit »kegeln«: Im Auto, wenn die Ampel auf Rot ist, beim Telefonieren und beim Zeitunglesen. Das klingt zwar ein bißchen verrückt, aber es handelt sich um ein ernstzunehmendes Scheidenmuskeltraining, das schon nach sechs Wochen einen – im wahrsten Sinne des Wortes – spürbaren Erfolg zeigt!

Raus aus dem Körperpanzer!

Noch zu Uromas Zeiten gehörte es zum guten Ton, daß eine richtige Dame im Bett »steif wie ein Brett« ist. Heute haben auch Frauen ein Recht darauf, ihre sexuelle Kraft auszuleben. Trotzdem gelingt das nicht immer. »Ich kann nicht aus mir herausgehen«, »Ich bin wie erstarrt«, klagen Frauen immer wieder. Sie sind auch dann oft in ihrem Körperpanzer gefangen, wenn sie verliebt sind und sich nach sexueller Erfüllung sehnen. Die Ursache dieser Panzerung sind häufig unbewußte sexuelle Ängste.
Sicher haben Sie schon einmal vor Schreck »den Atem an-

gehalten«. Damit wollten Sie unbewußt die Blockierung einer unangenehmen Gefühlsempfindung – Angst, Schrekken oder Erregung – herbeiführen. Das gleiche kann beim Sex passieren! Wenn Sie aus irgendeinem Grund nicht zulassen können oder wollen, daß sich in Ihnen sexuelle Erregung aufbaut, stoppen Sie die Erregungsaufladung ganz bewußt über die Atmung. Bestimmte Körperteile werden dann gar nicht mehr mit Energie versorgt. Das Ende vom Lied sind Starre und Gefühllosigkeit. Manchmal sind die Ängste schon längst aufgelöst, aber der Reflex, jene Bewegungs- und Atmungsmuster zu blockieren, welche die sexuelle Erregung anzeigen, ist immer noch da. Versuchen Sie doch, derartige Blockierungen mit bioenergetischen Atem- und Bewegungsübungen zu lockern und auf diese Art sexuelle Energie aufzuladen.

⇨ Eine der einfachsten Ausdrucksbewegungen, die Muskelspannungen auflösen können, besteht darin, daß Sie, am Rücken liegend, mit den Beinen abwechselnd auf die Matratze schlagen beziehungsweise treten. Der amerikanische Bioenergetiker Alexander Lowen empfiehlt täglich fünfzig bis zweihundert solcher »Kicks«. Sein Argument: In jedem Mensch steckt etwas, wogegen er sich sträubt oder protestieren will, aber er erlaubt sich diesen Widerstand nicht. Sie werden schon nach kurzer Zeit feststellen, daß Ihre Bewegungen lockerer werden und an Kraft gewinnen. Nicht nur das: Haben Sie sich erst mal erlaubt, Gefühle herauszulassen, werden Sie auch beim Sex Gefühle leichter zulassen können.

⇨ Die »Beckenschaukel« ist eine etwas schwierigere Übung, aber sie verhilft zu einem frei schwingenden, beweglichen Becken: Sie liegen mit angezogenen Knien auf dem Rücken und stützen die Hände in die Hüften.

Jetzt wird das Becken rhythmisch geschaukelt: Beim Einatmen nach unten zurück, beim Ausatmen nach oben und vorne. Gleichmäßiges, tiefes Atmen ist wichtig! Was anfangs lediglich wie eine mechanische körperliche Übung anmutet, führt schon bald zu einer völlig neuen Selbstwahrnehmung. Sie nehmen das Fließen der Gefühle wahr und spüren Körperteile wieder, derer Sie sich gar nicht mehr bewußt waren. Denn das ist ja das Teuflische an körperlichen Panzerungen: Sie mußten Ihre angespannten Körperteile »vergessen«, um mit ihnen existieren zu können.

⇨ Der Sexualforscher Wilhelm Reich empfahl, Blockierungen auch direkt anzugehen: Massieren, kneten und drücken Sie die Muskelpartien, die Ihren Empfindungen nach verkrampft sind! Wenn Sie nicht wissen, wo die Verkrampfung sitzt, stellen Sie sich vor einen Spiegel, und berühren und bewegen Sie die untere Kopfhälfte, also Mund und Hals, die Hals- und Schulterpartie, den Brustkorb einschließlich der Arme, das Zwerchfell, die Bauchdecke und das Becken einschließlich der Beine.

Manchmal hat eine Muskelverkrampfung ihre eigene Geschichte, die oft bis in die frühe Kindheit zurückgeht. Denken Sie nur daran, wie häufig Sie die Zähne zusammenbeißen mußten! Eine Verkrampfung der Mund- und Halspartie wäre eine logische Folge davon. Oder: Wie oft muß man »Haltung« bewahren – eine Verkrampfung des Brustkorbs könnte die Folge sein. Wenn Sie sich damit auseinandersetzen wollen, können Sie eine Körpertherapie mit einer/m speziell ausgebildeten Körpertherapeutin/Körpertherapeuten machen.

Die Gefäßatmung

Falls Sie den Eindruck haben, daß Ihre untere Körperhälfte vom Erregungsfluß abgeschnitten ist, wäre es kein Wunder, wenn Sie auch von den sexuellen Empfindungen dieser Körperregion abgeschnitten sind. Mit einer Atemübung können Sie Ihrer unteren Körperhälfte buchstäblich Leben einhauchen.

⇨ Legen Sie sich auf den Rücken, ziehen Sie die Beine an, und lassen Sie sie locker auseinanderfallen. Stellen Sie sich beim Einatmen vor, wie die Luft durch Nase und Mund eindringt, durch Ihren Körper wie in ein Gefäß strömt und sich überallhin – in Ihre Arme, Beine, Ihren Bauch und Unterleib – ausbreitet. Achten Sie bei dieser Atemübung auf Ihre Hände! Zurückgehaltene Gefühle »verkörpern« sich häufig in den Händen. Sie sind dann geschlossen oder zu einer Faust geballt. Machen Sie die Hände bewußt auf, und lassen Sie sie geöffnet, mit den Handflächen nach unten, locker neben sich liegen. Offene Hände stehen für Aufnahmebereitschaft. Diese alte und tiefe Symbolik der positiven Energie des Gebens und Nehmens spiegelt sich übrigens in allen Heiligenbildern, die die Heiligen immer nur mit geöffneten Handflächen zeigen. Diese Übung ist nicht nur dafür gut, Ihren Unterkörper für Liebesenergien zu öffnen, sie ist auch eine wunderbare Entspannungsübung. Ausprobieren!

Der erotische Rhythmus

»Jetzt nicht Liebling, ich habe Migräne.« »Das Kind schläft noch nicht.« »Ich bin zu müde.« – Was läßt sich Christine nicht alles einfallen, um einer Liebesstunde auszuweichen! Es gibt aber auch Tage, an denen sie sexuell mehr als sonst ansprechbar ist. Schon ein Wort ihres Mannes läßt Hitze in Christine aufwallen, ein Blick von ihm löst wilde Phantasien aus. Wenn sie jetzt könnte, wie sie wollte ...
Wer weiß nicht, daß manche Situationen spontan erotischen Appetit auslösen oder, umgekehrt, eine sinnliche Stimmung schlagartig verderben können. Abgesehen von diesen äußeren Bedingungen, gibt es aber auch einen biologischen Rhythmus, der mitbestimmt, ob und auf welche Weise sich die sexuelle Kraft einer Frau entfaltet.

Im allgemeinen baut sich bis zum Zeitpunkt des Eisprunges, der zwischen dem 12. und dem 18. Tag des Zyklus stattfindet, sexueller Appetit auf. Dann flaut er wieder ab und nimmt zum Zeitpunkt der Menstruation wieder zu. Die erhöhte sexuelle Erregbarkeit zum Zeitpunkt der höchsten Fruchtbarkeit läßt sich erklären: Einerseits produzieren die Eierstöcken vermehrt Hormone, andererseits sind Frauen unbewußt auf Fortpflanzung programmiert.
Die britischen Biologen Bellis & Baker befragten 4.000 Frauen nach ihren sexuellen Gewohnheiten. Das Ergebnis: Wenn Frauen fremdgehen, tun sie das – unbewußt – eher an den Tagen, an denen sie am fruchtbarsten sind. Die Folgen dieses archaischen »Fruchtbarkeitsprogrammes« lassen den Atem stocken – jedes fünfte Kind ist nicht von seinem Vater gesetzlichen Vater.
Aber auch die mit den sogenannten »kritischen Tagen« verbundene vermehrte Durchblutung der inneren Organe und

Venengeflechte des kleinen Beckens wirkt auf so manche Frau wie ein Aphrodisiakum. Gesundheit und Unbefangenheit vorausgesetzt, spricht nichts dagegen, einem sexuellen Verlangen nachzugeben. Vorsichtige Paare können ja sicherheitshalber ein Kondom verwenden.
Andererseits können die hormonellen Veränderungen vor den »Tagen« echte Lustkiller sein. »Etwa fünf Tage vor der Regel bin ich ungenießbar und unansprechbar«, gesteht die 37jährige Marena. So wie sie sind viele Frauen deprimiert oder gereizt, fühlen sich schlecht, nehmen an Gewicht zu und haben nicht das geringste Interesse an Sex.
Auch beim 24-Stunden-Rhythmus der Liebe gibt es Schwankungen. Daß vorwiegend bei Nacht geliebt wird, muß wohl am Arbeitsalltag liegen. Ginge man nämlich nach der inneren Uhr, würde man feststellen, daß sich die sexuelle Potenz der meisten Frauen am Nachmittag voll entfaltet. Jetzt ist der Kreislauf in Schwung und die sinnliche Wahrnehmungsfähigkeit maximal. Keine Regel ohne Ausnahme: Es gibt auch Frauen, die in der träumerischen Atmosphäre des Zustandes zwischen Schlafen und morgendlichem Erwachen besonders hingabefähig und damit auch besonders orgasmusfähig sind.

⇨ Falls auch Ihre sexuelle Kraft nicht konstant ausgeprägt, sondern wechselhaft ist, sollten Sie Ihren individuellen, erotischen Rhythmus ausfindig machen. Führen Sie eine Zeitlang Buch über Ihre Lust- und Frustphasen. Bringen Sie diese dann mit Ihrem monatlichen Zyklus und Ihrem 24-Stunden-Rhythmus in einen Zusammenhang. Lassen Sie Ihren Partner an dem Auf und Ab Ihrer Sinnlichkeit teilhaben. Er muß dann ein Nein nicht als Laune oder gar als mangelnde Liebe auslegen. Und Sie werden mehr Vertrauen in Ihre erotischen Fähigkeiten haben als bisher ...

Abc der Orgasmus-Hilfen

Ablenkung

Frauen sind beim Sex ablenkbarer als Männer! Versuchen Sie es mit der »Ablenkung von der Ablenkung« (Singer-Kaplan): Entweder Sie »vertiefen« sich beim Sex in eine erotische Phantasie. Oder Sie schalten mit Erotika (gute erotische Literatur, Filme) Außenreize soweit wie nur möglich aus.

Becken

Wenn Sie das Gefühl haben, daß Ihre Klitoriszone beim Verkehr zu wenig stimuliert wird, legen Sie ein Kissen unter das Becken. Oder Ihr Partner hebt mit seinen Händen Ihr Becken an. Diese Hilfe hat den zusätzlichen Vorteil, daß durch seine haltenden Hände jene Nervenenden der Kreuzbeingegend stimuliert werden, die das Orgasmuserleben fördern.

Brücke

Wenn es Ihnen und Ihrem Partner wichtig ist, beim Verkehr einen Höhepunkt zu erreichen, sollten Sie das »Brükkenmanöver« (Singer-Kaplan) probieren. Entweder Sie stimulieren sich selbst mit der Hand bis kurz vor den Orgasmus, oder Sie lassen sich von Ihrem Partner stimulieren. Wenn Sie spüren, daß sich der Höhepunkt nähert, beenden Sie die Stimulierung. Machen Sie dann aktive Stoßbewegungen mit Ihrem Becken gegen das Ihres Partners. Sie werden zwar kurzfristig in Ihrem Erregungsniveau etwas zurückfallen, aber letztlich können Sie doch den letzten Schub zum Orgasmus bekommen, ohne dabei die Hand zu brauchen …

Druck

Nicht wenige Frauen machen die Erfahrung, daß sie nicht durch Klitoris-, sondern eher durch Druckstimulation zum Höhepunkt kommen. Da sie selbst nicht genau wissen, wie dieser Orgasmus entsteht, können sie dem Partner auch keine konkreten Hinweise geben. Experimentieren Sie bewußt! Probieren Sie alle Formen der Druckstimulation aus! Zum Beispiel kann bei der Klitorisstimulation der Handballen Druck auf den Venushügel ausüben. Auch ein zusätzlicher Druck auf den Damm kann sehr erregend sein.

Egoismus

In dem Bemühen, eine gute Geliebte zu sein, gehen Frauen oft zu sehr auf den Partner ein und vernachlässigen das, was sie selbst zur sexuellen Erregung bräuchten. Sexuelles Handeln ist nicht sexuelles Fühlen! Wenn Sie weniger für Ihren Partner tun, aber dafür mehr fühlen, erregt ihn Ihre Lust. Sex ist auch ein egoistisches Vergnügen!

Geniessen

Sollten Ihre Gedanken abschweifen, wenn Ihr Partner Sie streichelt, folgen Sie ganz bewußt seinen Berührungen.

Hemmungen

Unter Alkoholeinfluß sinkt die Hemmschwelle, und man tut Dinge, zu denen man sich sonst nicht hinreißen ließe.

»Dazulernen« können Sie mit Alkohol aber nicht. Im Gegenteil. Ihre Unsicherheit verstärkt sich immer mehr. Besser: Vertrauensvolle und zärtliche Begegnungen.

Hilfe

Auf die Hilfe zusätzlicher klitoraler Stimulation müssen Sie beim Verkehr nicht verzichten. Ihr Partner kann in der Position von hinten mit Ihnen verkehren und Sie zusätzlich mit der Hand reizen. Wenn Sie unten liegen, kann er seine Hand unter Ihren Po zur Klitoris führen. Sie selbst können sich streicheln, wenn Sie auf ihm sitzen. Fällt Ihnen das schwer, setzen Sie sich mit abgewandtem Gesicht auf ihn. So fühlen Sie sich nicht beobachtet und können sich wie gewohnt stimulieren.

Kontrolle

Sollten Sie nicht beim Verkehr, sondern nur durch Selbstbefriedigung zum Orgasmus kommen, haben Sie vermutlich ein zu starkes Kontrollbedürfnis. Manchmal genügt schon die Illusion, selbst die Kontrolle zu haben und auf die vertraute Art und Weise zum Höhepunkt zu gelangen, um den letzten Kick zu bekommen. Führen Sie Ihre Hand in die Schamhaarzone, und tun Sie so, »als ob«, während Ihr Partner Sie mit den Lippen stimuliert.

Kritik

Nur darauf hinzuweisen, was Sie beim Sex nicht wollen, bringt nicht viel. Indem Sie nur sagen, was Sie ablehnen, erweitern Sie die Verhaltensmöglichkeiten Ihres Liebespartners nicht, Sie minimalisieren sie. Sprechen Sie deutlich aus, welche Bedingungen Sie zur sexuellen Erfüllung brauchen.

Lenken

Für den Fall, daß Ihr Partner nicht mit Ihrem sexuellen Rhythmus übereinstimmt, aber auf ein offenes Wort beleidigt reagiert, können Sie ihn indirekt steuern. Legen Sie Ihre Unterschenkel und Füße auf den unteren Rücken (Kreuzgegend) Ihres Geliebten. So können Sie seine Bewegungen sofort spüren, werden nicht davon überrascht und können ihn durch sanften Druck Ihrer Beine Ihren Bedürfnissen entsprechend lenken.

Mehrfach

Manchen Frauen gelingt es, einen mehrfachen Orgasmus zu erleben, wenn sie sich mit der Hand bis zum Höhepunkt stimulieren, dann den Handteller auf der Klitoriszone legen und sanft vibrieren lassen. Wenn dieser Trick nichts nützt, sollten Sie genießen, was Sie sich selbst ermöglichen können.

Oberschenkel

Angespannte Oberschenkel beim Sex und die Tendenz, die Knie zu schließen, sind Hinweise darauf, daß Sie sich unsicher oder geängstigt fühlen. Versuchen Sie die Gründe dafür festzustellen. Außerdem kann Ihr Partner versuchen, mit einer sanften Streichelmassage an der Innenseite Ihrer geöffneten Oberschenkel Ihre Abwehrhaltung aufzulösen.

Oral

Falls Sie es nicht wagen, offen über Ihren Wunsch nach oraler Stimulation zu sprechen, bleibt Ihnen noch das Tun: Wenn Sie Ihren Partner Ihrerseits auf diese Art verwöhnen, wird er es (hoffentlich) mit gleicher Münze zurückzahlen.

Positionswechsel

Männer genießen den Wechsel der Positionen: Sie können

auch in einer unbequemen Körperhaltung Lust bis hin zum Orgasmus aufbauen. Bei Frauen ist das Gegenteil der Fall. Durch rasanten Positionswechsel reißt der Lustaufbau immer wieder ab, in einer unbequemen Haltung ist ein Orgasmus überhaupt unmöglich. Wenn es darauf ankommt, den Orgasmus zu erreichen, sollten Sie Ihre Lieblingsposition einnehmen, in der Sie den Sex bequem und bis zum Höhepunkt auskosten können.

Reizung

Wenn eine zusätzliche Reizung beim Verkehr notwendig, aber der manuelle Zugriff zu stark ist, kann Ihr Partner Ihre Klitoriszone mit seinem Schambein stimulieren. Er liegt auf Ihnen, stützt sich nicht ab, und Sie schieben ein Kissen unter Ihr Becken. Bei behutsamen Koitusbewegungen kann er mit seinem Schambein einen sanften Druck auf Ihre Klitoriszone ausüben.

Schenkel

Viele Frauen kamen schon als Mädchen durch das Zusammenpressen der Schenkel zum Orgasmus. Durch die zusammengepreßten Schenkel entsteht ein gleichmäßiger Druck auf die gesamte Genitalzone, es kommt zu Muskelspannungen, die wiederum indirekt auf die Klitoriszone wirken und den Orgasmus auslösen. Wenn Sie auf diese Befriedigung konditioniert sind, werden Sie Schwierigkeiten haben, sie aufzugeben. Manche Männer fühlen sich durch die geschlossenen Schenkel »ausgesperrt«. Das ist zu vermeiden, wenn Sie in Ihrer gewohnten Haltung auf ihm liegen.

Stellung

Frauen können Orgasmusschwierigkeiten haben, wenn die Position des Geschlechtsverkehrs von der Stellung abweicht, in der sie masturbieren. Wenn Sie sich z. B. am Rücken liegend selbst befriedigen, begünstigt die Frau-oben/Mann-unten-Position nicht Ihren Orgasmus! Entweder Sie gewöhnen sich daran, in der Position zu masturbieren, in der Sie Verkehr haben, oder Sie gleichen die Stellung beim Liebesakt Ihrer Masturbationsstellung an.

Streicheln

Falls Sie gewöhnt sind, sich bei der Selbstbefriedigung am Körper zu streicheln, und Ihr Partner verabsäumt das – tun Sie es! Selbstbefriedigungsmethoden in den Liebesakt zu übernehmen, sichert den Orgasmus. Außerdem finden es Männer aufregend, wenn sich eine Frau beim Sex selbst berührt. Es zeigt, daß sie die Kontrolle aufgeben kann.

Tempo

Meist brauchen Frauen länger als Männer, um zum Höhepunkt zu kommen. »Beeilen« können Sie sich nicht, im Gegenteil: Frauen brauchen um so länger zum Orgasmus, je mehr sie sich quälen, schneller zu ein: Überarbeitung führt zu Leistungsminderung! Seien Sie nicht aufs »Kommen« aus, sondern aufs Genießen. So kommen Sie schneller, als Sie ahnen!

Übergangsphase

Für eine Frau ist das Zuhause gleichzeitig auch der Arbeitsplatz. Die häusliche Umgebung erinnert sie ständig daran, was noch alles erledigt werden muß. Dadurch reagiert eine Frau sexuell oft langsamer und unzureichender als der Mann. Auch er würde an seinem Arbeitsplatz nicht so problemlos sexuelle Gefühle für seine langjährige Partnerin entwickeln! Das klassische Vorspiel reicht als Übergangsritual nicht aus, wenn es aus einem gedankenlosen, hastigen Betatschen besteht. Ein einfühlsames Gespräch, ein gemeinsames Bad oder ein unbeschwertes Tänzchen sind zielführender.

Venushügel

Der Venushügel ist verschwenderisch mit Verbindungen zu den Nervenenden ausgestattet, die für den Orgasmus notwendig sind. Er reagiert daher prompt auf Berührungen. Wenn der Partner Ihren Venushügel mit der flachen Hand hält oder die Handfläche dagegen vibrieren läßt, beschleunigt und verstärkt er mit dieser indirekten Stimulation Ihren Höhepunkt. Auch die Liebkosung der Klitoris führt schneller und meist auch intensiver zum Orgasmus, wenn die Hand am Venushügel liegt, während ein Finger stimuliert.

Vorzeitig

Auch Frauen können aus Angst, falsch zu reagieren, einen vorzeitigen Orgasmus haben. Konzentrieren Sie sich auf den Genuß, den Ihnen Ihr Tast-, Gehör- und Geruchsinn vermitteln. Wenn Sie mit Ihren Empfindungen ganz im Hier und Jetzt bleiben, können Sie die Phase vor dem Höhepunkt verlängern und ihn selbst intensivieren.

Zurückhaltung

Zu Beginn einer Beziehung haben Frauen oft Probleme, ihre sexuellen Reaktionen oder ihren Körper unbefangen zu zeigen. Sie haben Angst davor, den neuen Geliebten zu enttäuschen. Erst wenn sie sicher sind, daß der Partner ihren Sex und ihren Körper akzeptiert, geben sie ihre Zurückhaltung auf und entfalten ihre ganze sexuelle Kraft. Sagen Sie einem neuen Gefährten offen, daß Sie eine längere Anlaufphase haben und Anerkennung brauchen, um Ihre Zurückhaltung überwinden zu können. Wenn Sie das, was Sie quält, aussprechen, werden Sie entspannter, angstfreier und auch in Ihrer Gefühlsentfaltung freier.

Sexuelle Selbstbehauptung: Nehmen Sie Ihr Glück in die Hand …

Die Tatsache, daß viele Frauen bei der Selbstbefriedigung problemlos zum Orgasmus kommen, aber mit dem Partner Schwierigkeiten haben, zum Höhepunkt zu gelangen, wirft mehrere Fragen auf:

- Kann die betreffende Frau ihre sexuellen Wünsche mit ihrem Geliebten realisieren?
- Kennt sie ihre erotischen Bedürfnisse überhaupt?
- Ist sie selbstbewußt genug, um sich dem Partner hingeben zu können? Und:
- Liebt sie ihn überhaupt?

Der Körper ist oft klüger als der Kopf

Nach einer Untersuchung des Max-Planck-Institutes gaben 25 Prozent einer Gruppe von heiratswilligen Frauen zu, den Partner »trotz fester Heiratsabsichten gar nicht besonders zu mögen«.
Unter dieser Voraussetzung wird eine sexuelle Beziehung,

der es offensichtlich an der Magie des Verliebtseins mangelt, natürlich als reizlos erlebt.
Es klingt zwar unbequem, ist aber nicht von der Hand zu weisen: Auch die Frau an der Jahrtausendwende fühlt sich oft mit einem Mann an ihrer Seite kompletter und sicherer. Wir sehen in unserer Praxis und bei unseren Seminaren immer wieder, daß sich eine Frau an einen Mann bindet, ohne ihn zu lieben. Nicht seine Anziehungskraft bestimmt den Entschluß zu einer Partnerschaft, sondern die Tatsache, daß er die ersehnte Paardualität ermöglicht. Orgasmusprobleme mit einem ungeliebten Partner sind dann keine Störung, sondern eine angemessene Reaktion.
Aber je größer die Angst einer Frau vor den Konsequenzen ist, die eine realistische Einsicht mit sich bringen würde, und je mehr der Partner dem Bild eines »guten Ehemannes« entspricht, desto eher werden die eigentlichen Wurzeln dieser Orgasmusproblematik verdrängt.
Die Folge der Verdrängung eines negativen Gefühls ist schließlich ein Abwehrmechanismus sexueller Empfindungen. Entweder kommt es zu einer allgemeinen Lustlosigkeit oder zu einer Hingabestörung, die mit Orgasmusproblemen verbunden ist. Genausogut ist es möglich, daß während oder nach dem Verkehr Schmerzen im Unterbauch oder Jucken und Brennen der Scheide auftreten. Der rebellierende Körper ist eben ehrlicher als der Kopf ...
Nicht nur mangelnde Zuneigung kann die Ursache dafür sein, daß sich die orgastische Potenz einer Frau nicht entfaltet. Auch »Alltagssünden« des Partners können dazu führen, daß der Körper nein sagt.

- Die Liste der Ursachen, die zu einer Blockade der ursprünglich vorhandenen sexuellen Kraft führen, ist groß: Ärger über das Freizeitverhalten des Partners, Kränkung über mangelnde Mithilfe, Enttäuschung über das

Treueverhalten, Geiz, zu enge Bindungen an seine Herkunftsfamilie usw.

Leider wollen viele Frauen nicht auf die Sprache ihres Körpers hören. Es wäre ihnen lieber, eine organische Ursache – z. B. ein hormonelles Defizit oder eine Infektion – für sexuelle Schwierigkeiten verantwortlich machen zu können.

- Der klare Hinweis darauf, daß zum Beispiel Schmerzen, die den sexuellen Genuß erschweren oder unmöglich machen, seelische Ursachen haben, ist dann gegeben, wenn diese Schmerzen nachts nicht auftreten. Gäbe es einen organischen Grund für die Schmerzen, hielten sie keine Nachtruhe. Meist ist es sogar möglich, bei der Selbstbefriedigung oder im Traum – nicht aber mit dem Partner – zum Orgasmus zu kommen.

Seelisch verursachte Sex-Probleme können weder mit Medikamenten noch mit Tricks behoben werden. Sie sollten daher den Mut haben, sich mit Ihrem sexuellen Erleben, Ihrer partnerschaftlichen Situation und Ihrem Alltag kritisch auseinandersetzen.

⇨ Fragen Sie sich, welche Wünsche und Bedürfnisse offen sind bzw. was Sie ärgert oder kränkt.

⇨ Überlegen Sie auch, ob Sie vielleicht gewisse Gewohnheiten Ihres Partners nur deshalb tolerieren, weil Sie modern sein oder das Gefühl moralischer Überlegenheit haben wollen.

Wenn Sie aus Angst vor den Konsequenzen Umstände dieser Art nicht bedenken, wird Ihr Körper Sie immer wieder daran erinnern, daß emotional etwas nicht stimmt …

Wunschloses Unglück

Verena ist eine angenehme Lebenspartnerin. Sie hat keine Ansprüche, ihr ist eigentlich alles recht. Auch im Bett. Sie ist also auch eine angenehme Liebespartnerin, denn sie macht einem Mann keine Angst. Verena hat daher nie Schwierigkeiten, einen Partner zu finden. Schwierigkeiten hat sie nur, wenn sie gefragt wird, ob sie glücklich ist. Da weiß sie nicht so recht, was sie sagen soll.

Als Verena noch ein kleines Mädchen und voller Wünsche war, wurden ihr »Ansprüche« grundsätzlich nicht zugestanden. »Du brauchst das nicht.« »Nimm dich nicht so wichtig.« »Es muß sich nicht alles um dich drehen.« Selbst Gefühle wurden Verena abgesprochen: »Du bist doch gar nicht traurig.« »Das bildest du dir nur ein.«

Verena liebte ihre Eltern und hatte Angst, ihre Zuneigung zu verlieren. Also versagte sie sich Wünsche und Ansprüche.

Heute führt Verena ein schales Leben. Auch sexuell. Wenn sie sich selbst befriedigt, hat sie nur einen oberflächlichen Orgasmus. Zusammen mit einem Partner hatte sie noch nie einen Höhepunkt. Manchmal spürt sie einen Anflug von Erregung, die sich rasch wieder verflüchtigt.

Verena ist eine jener Frauen, deren sexuelle Problematik mit einem mangelnden Selbstwertgefühl zusammenhängt. Wer wenig Selbstwertgefühl hat, hat auch keine Wünsche! Das heißt, daß auch die energetische Kraft gemindert ist, die zur Verwirklichung von Wünschen notwendig wäre. Diese Energie ermöglicht es, daß man sich Glück zutraut und sich selbst nicht unbewußt sabotiert, indem eigene Wünsche gar nicht bewußt werden. Menschen, die Wünsche haben und sich diese auch erfüllen können, haben die Fähigkeit, auf wechselnde Lebensumstände bewußt und aktiv zu reagieren. Auch auf erotische Situationen können sie mit allen Sinnen reagieren und Erregung und positive Gefühle ohne Angst zulassen.

- Diese Möglichkeit der Hingabe ist der Kern der sexuellen Kraft und setzt Selbstbewußtsein im Sinne eines Sich-selbst-bewußt-Seins voraus.
- Selbstbewußtsein zu entwickeln bedeutet, daß Sie ein Bewußtsein dafür bekommen, wie Sie fühlen und wie Sie sich in bestimmen Situationen verhalten.
  - Welche Impulse haben Sie?
  - Wie denken Sie?
  - Woran glauben Sie?
  - Was bewegt Sie?

Vielleicht fragen Sie sich jetzt, ob es für eine erwachsene Frau nicht zu spät ist, diese Lebenskraft noch zu erwerben: Es ist nie zu spät!

⇨ Horchen Sie in sich hinein, um die innere Stimme wieder wahrzunehmen, die Sie als kleines Mädchen noch geleitet hat.

⇨ Anfangs wird es Ihnen vielleicht noch schwerfallen, zwischen den Stimmen von außen – zum Beispiel elterliche Verbote und Lebensregeln – und der eigenen inneren Stimme zu unterscheiden. Aber wenn Sie sich immer wieder an einen schönen, stillen Platz in der Natur zurückziehen, werden Sie bald ein Gespür für sich, Ihre Wünsche und Werte entwickeln.

⇨ Einen magischen Platz zur Selbstfindung können Sie überall finden. Vielleicht haben Sie einen Lieblingsbaum, unter dem Sie gerne sitzen. Vielleicht gibt es einen Blick aus Ihrem Fenster, der eine besondere Wirkung auf Sie hat. Solche Plätze erleichtern es, jenen kreativen Erkenntnisprozeß in Gang zu setzen, der Sie nach und nach dazu befähigt, Ihre Werte zu bejahen.

⇨ Es ist sehr hilfreich, diese innere Ordnung und Aufrüstung schriftlich festzuhalten. Schreiben Sie auf, welche positiven Eigenschaften Sie an sich wahrnehmen, wo Sie etwas verstärken und was Sie abbauen wollen. Sie werden bald feststellen, daß sich die Leere, die Sie vorher in sich spürten, mit Ideen, Gefühlen und Phantasien füllt. Diese konzentrierten Energieformen stärken Ihre Persönlichkeit so sehr, daß Sie nicht nur Wünsche spüren, sondern auch die Kraft haben, sich Ihre Wünsche zu erfüllen.

Wie Sie beim Sex bekommen, was Sie wollen

Vermeintlich keine Wünsche zu haben ist eine Erklärung dafür, wenn eine Frau ihre sexuelle Kraft nicht entfalten kann. Wünsche zu haben, sie aber nicht aussprechen zu können, wäre eine andere Erklärung. Frauen haben nach wie vor große Schwierigkeiten, sexuelle Bedürfnisse »an den Mann zu bringen«.
»Ich war 14 Jahre verheiratet, aber mein Mann hat nicht gewußt, daß ich eine lange, manuelle Stimulation brauche, um einen Höhepunkt zu erleben«, gesteht Marlene. Im Berufsleben ist die 41jährige Filialleiterin durchsetzungsfähig und selbstbewußt. Beim Sex kann sie ihre Wünsche nicht durchsetzen. Auch die 41jährige Nora, eine resolute Hausfrau und Mutter zweier Kinder, und die 24jährige

Stewardeß Sabine bekommen im Bett nicht, was sie wollen. Sogar die wirtschaftlich unabhängigen Frauen der Gegenwart neigen immer noch zu »kluger Anpassung« und verzichten oft viele Jahre darauf, ihre eigene Sexualität zu entfalten. Sie definieren ihre Sexualität über die des Mannes: »Ich bin glücklich, wenn er glücklich ist.«

Selbstbehauptung beim Sex ist natürlich nicht leicht. Für viele Frauen ist es ein Ausdruck der Weiblichkeit, sich beim Sex männlichen Normen anzupassen. Anfänglich erleben die Frauen ihre Anpassung nicht einmal in Widerspruch zu sich selbst. Aber die ständige Ausrichtung nach Wünschen, die mit den eigenen Bedürfnissen nicht übereinstimmen, erzeugt eine Entfremdung gegenüber dem eigenen Körper. Irgendwann entsteht das unbehagliche Gefühl, daß man sein ganz persönliches sexuelles Ich gar nicht lebt. Die Folgen dieses falschen Bemühens um Harmonisierung sind sexueller Frust, Gefühle allgemeiner Unzufriedenheit, latente Aggression und depressive Verstimmung. Nicht nur das:

- ⇨ Die ständige Mißachtung Ihrer Sehnsüchte kann Lustlosigkeit und sexuelle Störungen verursachen, die schließlich genau das bewirken, was Sie verhindern wollten: Das Beziehungsklima ist vergiftet. Denken Sie daran, daß sich sexuelle Aktivitäten, die Sie nur deshalb praktizieren, um Ihrem Partner gefällig zu sein, oft gegen Ihre eigenen Empfindungen richten: Falls Sie sich zum Beispiel dem Partner zuliebe ständig auf einen rasanten Stellungswechsel einlassen, kommt bei Ihnen keine Erregung zustande. Oder: Falls Sie seinetwegen auf eine manuelle Stimulation verzichten und sich auf genitalen Sex beschränken, leben Sie die Sexualität Ihres Partners, aber nicht Ihre eigene.

- ⇨ Gefälligkeitssex richtet sich fast immer gegen die eigenen Empfindungen. Da diesem Sex die Hitze der eigenen Erregung fehlt, ist der Partner oft gar nicht so beeindruckt, wie Sie vielleicht erwarten.

⇨ Vergessen Sie also die Devise »Geben ist seliger denn Nehmen«. Sie wird Frauen zwar von Kindesbeinen an eingetrichtert, aber beim Sex sollte sie nicht grundsätzlich gelten. Spüren Sie Ihre eigenen sexuellen Bedürfnissen auf, und bemühen Sie sich darum, sie auszuleben. Damit geben Sie Ihrer Beziehung mehr sinnliche Intensität als durch eine totale Anpassung, die letztlich Ihre erotische Selbstvernichtung bedeuten kann.

⇨ Ihrem Liebsten unvermittelt die Wahrheit ins Gesicht zu schleudern und ihm vorzuwerfen, daß alles, was bisher beim Sex geschah, erbärmlich war, hat mit sexueller Selbstbehauptung nichts zu tun. Attacken dieser Art sind für einen Mann nur selten ein heilsamer Schock. Angriffe »unter der Gürtellinie« können einen Mann regelrecht kastrieren und impotent machen. Das wollen Sie vermutlich auch nicht.

⇨ Kritik an den sexuellen Wünschen des Partners ist der falsche Weg der Durchsetzung, wenn Sie eigentlich keine Lust auf Sex haben. Behalten Sie Ihre Wünsche im Auge, und nörgeln Sie nicht ohne konkreten Grund an Ihrem Gefährten herum. Er gerät dadurch in einen Anklagestatus und ist auf Verteidigung anstatt auf Harmonisierung ausgerichtet.

⇨ Sexuelle Selbstbehauptung, die nicht von Anfang an praktiziert wurde, können Sie nur behutsam und schrittweise realisieren.

Die erotische Bilanz

Voraussetzung jeder Änderung ist das Wissen darüber, was anders werden soll, welche Ziele überhaupt angestrebt werden sollen. Häufig führt der jahrelange Anpassungsmechanismus dazu, daß eine Frau ihre Wünsche und Bedürfnisse gar nicht mehr wahrnimmt. Zur Entfaltung Ihrer sexuellen Kraft besteht der erste Schritt darin, daß Sie in Ihrem erotischen Erleben Bilanz ziehen:

- Welche Aspekte in Ihrer sexuellen Beziehung wollen Sie verändern?
- Ist das, was Ihr Partner als erregend empfindet, auch für Sie erregend?
- Gibt es etwas, was Sie schön und aufregend finden, was Ihr Partner aber nie oder nur selten tut?
- Welche Berührungen oder Liebkosungen tun in erster Linie ihm, aber nicht Ihnen gut?
- Verhindern Scham und Peinlichkeit, von angestammten erotischen Verhaltensmustern abzuweichen?
- Sind Sie Ihren erotischen Bedürfnissen so entfremdet, daß Sie gar nicht wissen, welche Bedingungen Sie zu sexueller Erfüllung brauchen?
- Szenen aus Büchern und Filmen oder lange zurückliegende Erinnerungen helfen Ihnen, Ihre erotischen Bedürfnisse aufzuspüren!
- Sie können auch ein sexuelles »Drehbuch« schreiben. Das, was Ihnen dazu in puncto Erotik einfällt, steht vermutlich in einem direkten Zusammenhang mit dem, was Sie erregen könnte.

Oft ist eine erotische Bestandsaufnahme ohne das Eingeständnis der Resignation, des Verzichtes oder der Lüge kaum möglich. Aber schon die Auseinandersetzung mit diesen Fragen vermittelt das Gefühl, nicht mehr passiv zu sein, sondern das eigene sexuelle Schicksal in die Hand genommen zu haben und Kontrolle über das zu gewinnen, was man tut und wer man ist.

Die Selbstbehauptungspyramide

Selbstbehauptung beim Sex ist zwar mühsam, aber die Anstrengung lohnt sich. Sie geben damit nicht nur Ihrer Beziehung die verbindende Dimension einer erfüllten Sexualität, auch Ihre Ausstrahlung und Ihre Persönlichkeit gewinnen durch die Dimension Ihrer gelebten sexuellen Kraft.

⇨ Stellen Sie sich die Erfüllung Ihrer sexuellen Wünsche wie eine Pyramide vor. Auf den untersten Ebenen stehen einfache, leicht zu verwirklichende Vorhaben, mit denen Sie das Gefühl der Durchsetzungskraft einüben können. Wenn Sie die unteren Ebenen geschafft haben, klettern Sie langsam höher, indem Sie sich immer schwierigere Aufgaben stellen.

⇨ Als Stufe eins könnten Sie sich vornehmen, Ihrem Partner zu sagen, was Ihnen beim sexuellen Zusammensein mit ihm gefällt. Auf der Stufe zwei könnten Sie Ihre erotischen Gefühle, die Sie dabei haben, in Worte fassen. Stufe drei: Sie beschreiben die Wirkung von etwas, was Sie gemeinsam tun könnten. Stufe vier: Sie bitten Ihren Partner um etwas, was Sie sich vor allem für sich selbst gut vorstellen könnten. Stufe fünf: Sie sprechen das aus, was Sie an der Sexualpraktik Ihres Partners nicht besonders schätzen. Stufe sechs: Sie zeigen ihm, wie Sie wo berührt werden wollen.

Wenn Sie nicht daran gewöhnt sind, auf Ihre eigenen Bedürfnisse zu hören, bereitet es Ihnen vermutlich nicht nur ein schlechtes Gewissen, wenn Sie diese doch einmal durchsetzen. Höchstwahrscheinlich haben Sie auch Schwierigkeiten, beim Sex ein angemessenes Nein auszusprechen.

⇨ Es ist wichtig, daß Sie sich mit Ihrem Unbehagen beim Neinsagen auseinandersetzen und sich klar machen, warum es dazu gekommen ist.
  - Hat man Sie als Kind mit Liebesentzug bestraft, wenn Sie nein sagten?
  - Wollen Sie Ihrem Partner mit Ihrem grundsätzlichen Verzicht auf Widerstand etwas beweisen?
  - Welche Konsequenzen hat für Sie Ihr Verzicht auf Durchsetzung?

⇨ Ihr nächster Schritt bestünde darin, das Neinsagen zu trainieren. Das gelingt am ehesten, indem Sie sich vornehmen, zweimal pro Woche ein Nein auszusprechen. In der darauffolgenden Woche sollte das dreimal geschehen. Ein klares Nein beim Sex werden Sie leichter über die Lippen bringen, wenn Sie das Neinsagen in anderen Lebensbereichen bereits beherrschen!

⇨ Wenn Ihr Partner ein Nein mit großem Widerstand aufnimmt, sollten Sie Alternativvorschläge machen. Zum Beispiel: »Ich habe zwar jetzt keine Lust auf richtigen Sex, aber wenn du willst, können wir es mit der Hand machen.« Die Wahlmöglichkeit gibt ihm das Gefühl, doch noch eine gewisse Kontrolle zu behalten und nicht grundsätzlich abgelehnt zu werden.

Die sexuelle Kommunikation

Bei der sexuellen Selbstbehauptung ist natürlich die Art und Weise entscheidend, wie Sie Ihre Wünsche und Einwände vorbringen.

⇨ Am schnellsten und effektivsten kommen Sie mit »Ich-Aussagen« voran. Beginnen Sie damit schon bei der Bestandsaufnahme, indem Sie diese in Form von schriftlichen Ich-Aussagen machen: »Ich liebe es, zart und ohne Unterbrechung gestreichelt zu werden.«/»Ich mag es nicht, wenn mein Busen fest berührt wird.«/»Ich kann eine Umarmung auch ohne Höhepunkt genießen.«/»Ich wünsche mir mehr Küsse während der Liebe.«

⇨ Bleiben Sie auch in der persönlichen Auseinandersetzung mit Ihrem Partner bei diesen Ich-Aussagen. Die Neigung, auf Du-Aussagen auszuweichen und damit das vorhandene Problem wieder an den Partner weiterzureichen, ist groß. Abgesehen von der Versuchung, sich durch Du-Aussagen vor der ungewohnten sexuellen Selbstbehauptung zu drücken, schafft diese Form der Kommunikation schlechte Stimmung.

⇨ Wenn Sie sagen: »Du streichelst mich nie«/»Du küßt mich zu wenig«, lösen Sie bei Ihrem Partner zwangsläufig das Gefühl aus, daß er allein an Ihren negativen Empfindungen schuld ist und als der Verursacher schmerzlicher Erfahrungen von Ihnen herabgesetzt wird. Auch wenn Ihr Vorwurf noch so konstruktiv gemeint ist – Ihr Partner könnte ihn als Ablehnung seiner ganzen Person auffassen.

⇨ In nahezu allen Menschen steckt die unbewußte Erwartung, Kritik käme immer von »oben«. Derjenige, der Kritik übt, wird als Mensch erlebt, dem man sich unterordnen muß. Sie können sich vorstellen, wie massiv der Widerstand eines Mannes sein wird, der nach vielen Jahren plötzlich das Gefühl hat, Sie verlangen von ihm »Unterordnung«. Die Abwehrhaltung, die er entwickelt, verhindert seinen konstruktiven Lernprozeß, der mit Ihrer sexuellen Selbstbehauptung konform gehen müßte.

⇨ Eine behutsame Ich-Aussage läßt zu, daß sich Ihr Partner nicht abgelehnt fühlt, aber doch etwas lernen und verändern kann, indem er die Wirkung seines Verhaltens kennenlernt. Sie wiederum entwickeln in zunehmendem Maße Selbstvertrauen und Selbstverantwortung für Ihr sexuelles Erleben. Bessere Voraussetzungen für erfüllten Sex und die Entfaltung Ihrer sexuellen Kraft gibt es nicht …

So bringen Sie Ihre Gefühle an den Mann

Wir alle wissen es: Erfüllter Sex ist keine Selbstverständlichkeit. Der Körper funktioniert nicht auf Knopfdruck. Gefühle, Ängste und äußere Umstände machen immer wieder einen Strich durch die Rechnung. Trotzdem quält uns gerade auf dem Liebessektor die Sehnsucht nach Vollkommenheit. Aber ausgerechnet auf dem Gebiet der Erotik haben wir nie gelernt, mit Unsicherheiten, Ungewißheit, Fehlern und Versagen umzugehen. Die Erfolgsnorm, der sich Frauen und Männer gleichermaßen unterwerfen, ist so überzogen, daß eine Tatsache völlig übersehen wird:

- Selbstverständliche Fehlerhaftigkeit fasziniert mehr als vorgetäuschtes Funktionieren.

⇨ Was liegt näher, als daß Sie sich vornehmen, einen Strich unter Ihren Anspruch auf fehlerfreies Funktionieren zu ziehen! Erlauben Sie sich, einmal keine Lust oder keinen Orgasmus zu haben.
Natürlich gibt es auch Ausnahmesituationen, in denen ein kleines Täuschungsmanöver sinnvoll ist. Aber im großen und ganzen sollten Sie Ihrem Partner gegenüber ehrlich bleiben. Geben Sie zu, wie Ihnen zumute ist, sprechen Sie aus, was Sie gerade fühlen oder nicht fühlen. Nur so hat Ihr Partner die Chance, auf Ihre Bedürfnisse einzugehen.

Falls Sie auf dem erotischen Parkett ins Schleudern kommen – hier sind ein paar Empfehlungen, mit welchen Worten Sie eine kritische intime Situation entschärfen und ein positives Beziehungsklima erhalten können.

- Sie kommen nicht zum Höhepunkt: »Ich habe mich so darauf gefreut, aber ich habe mich wahrscheinlich zu sehr unter Druck gesetzt.« Oder: »Du kannst es dir vielleicht nicht vorstellen, aber für mich ist es auch schön, wenn ich dich spüre und keinen Orgasmus habe.«

- Sie haben Hemmungen: »Ich bin ein bißchen schüchtern und muß mich erst schrittweise an deine Wünsche/Vorstellungen gewöhnen.«

- Sie wollen noch nicht: »Ich habe auch Sehnsucht nach dir, aber ich brauche noch ein bißchen Zeit.«

- Sie können Ihre Erregung nicht zeigen: »Es war wunderschön für mich, aber es fällt mir schwer, aus mir herauszugehen.«

- Sie haben keine Lust: »Ich finde es aufregend, mit dir zu schlafen. Jetzt will ich aber lieber kuscheln/schmusen/streicheln/reden …« Oder: »Für Sex bin ich zu müde. Aber vielleicht kann ich etwas für dich tun.«

Lassen Sie sich wegen einer vermeintlichen Sexpanne keine grauen Haare wachsen. Wenn sie gemeinsam durchgestanden wird, entsteht daraus mehr Nähe als bei klaglos funktionierendem Routinesex.

Wenn Frauen keine Lust haben

Paula ist eine wunderbare Mutter und Hausfrau. Paulas Mann Thomas sagt über seine Frau nur das Beste. Außer, na ja, eine Kleinigkeit ist ein bißchen störend: In puncto Sex läuft mit Paula nahezu nichts. Thomas weiß, daß Sex für sie nie ein wichtiges Thema war. Auch die Beziehungen, die Paula vor der Ehe hatte, krankten an ihrem sexuellen Desinteresse. Thomas tröstet sich damit, daß seine Frau so viele andere gute Eigenschaften hat. Man kann eben nicht alles haben.

Susanne ist eine tüchtige, beruflich erfolgreiche Frau. Sie begann als Verkäuferin und arbeitete sich zur Einkäuferin der Damenabteilung eines großen Warenhauses hoch. Susanne ist vital und außerordentlich belastbar. Dennoch rennt sie von einem Frauenarzt zum anderen, weil sie beim Verkehr Schwierigkeiten hat. Zuerst ist sie sehr erregt, aber sobald ihr Partner eindringen will, hat sie solche Schmerzen, daß rein gar nichts mehr weitergeht. Die Ärzte sagen, daß Susanne pumperlgesund sei. Mit der Penisgröße ihrer Partner hängen Susannes Schmerzen auch nicht zusammen. Selbst die zierlichste Ausgabe eines Penis tut ihr weh. Also muß sie sich damit abfinden, daß sie ein Mann nur mit der Hand befriedigen kann.

Sei wie das Veilchen im Moose, sittsam, bescheiden und rein ...

Falls Paula und Susanne einander kennenlernen würden, könnten sie schnell Gemeinsamkeiten feststellen: Beide waren als Kind sogenannte wilde Mädchen. Sie waren »Anführerinnen«, benahmen sich oft wie Buben und spielten gerne mit ihnen. Paulas Mutter war durch ihren Beruf als Krankenschwester auf der Intensivstation eines großen Krankenhauses gestreßt und überarbeitet. Obwohl sie sich für die Familie nicht viel Zeit nehmen konnte, hatte Paula ein gutes Auskommen mit ihr. Den cholerischen Vater wußte Paula zu nehmen. Sie entwickelte ein feines Gespür für seine Stimmungen und manipulierte ihn. Daß sie seine unkontrollierten Ausbrüche abstoßend fand, verdrängte sie. Schließlich war er ihr Vater.

Auch bei Susanne hatte der Vater das Sagen. Für ihn waren Frauen Menschen zweiter Ordnung. Solange Susanne noch klein war, begegnete er ihr nicht mit Verachtung. Aber mit der Pubertät wurde sie für ihn eine Frau wie jede andere. Natürlich weckte sein frauenverachtendes Benehmen bei Susanne Aggressionen. Doch aus Rücksicht auf die schwache, ängstliche Mutter, die ständig um Mann und Ehe zitterte, verdrängte sie ihre aggressiven Impulse.

Haben Sie durchschaut, worum es bei diesen beiden Frauen geht? Paula und Susanne gewöhnten sich ab, wilde Mädchen zu sein. Beide bekamen im Laufe ihrer Entwicklung Angst vor ihren eigenen Aggressionen. Paula manipulierte ihren Mann und auch ihre vorhergehenden Partner, so wie sie ihren Vater manipuliert hatte. Beide Frauen hemmen ihr aggressives Potential so rigoros, daß dieser Unterdrükkung auch jeder sexuelle Impuls zum Opfer fällt.

Zurück zum wilden Mädchen

Würden Paula und Susanne lernen, ihre aggressiven Anteile auszuleben, hätten sie vermutlich keine sexuellen Probleme.

- Paula könnte zum Beispiel ausprobieren, beim Sex den Anfang zu machen und aktiv zu sein. Auf diese Weise könnte sie den notwendigen aggressiven Beitrag zum Sex leisten. Und sie hätte das Gefühl, die Situation zu kontrollieren.
- Auch Susanne sollte mit ihren Aggressionen experimentieren. Sie müßte erfahren, daß offen ausgedrückte Aggressivität nicht unbedingt Verlust oder Zerstörung bedeuten muß, sondern sogar konstruktiv sein kann. Je besser Susanne mit ihren Aggressionen umgehen kann, desto weniger wäre sie auf Phantasien darüber angewiesen. Dann müßte sie sich und ihre Partner auch nicht mehr vor diesen Phantasien schützen, indem sie durch Schmerzen einen Geschlechtsverkehr unmöglich macht, der in ihrem Unterbewußtsein mit den gefürchteten aggressiven Impulsen verbunden ist.

Die selbstbehauptende Kraft der Aggression geht vielen Frauen verloren. Manchmal werden sie zu einer erstickender Freundlichkeit erzogen. Manchmal »lernen« sie durch die familiäre Situation, daß es vermeintlich besser ist, sich Grenzen zu setzen, »klein« und angepaßt zu sein.
Falls auch Sie einmal ein wildes Mädchen waren, aber heute im Bett alles andere als wild sind, sollten Sie darüber nachdenken, ob Sie sich nicht Grenzen setzen. Und Sie sollten wieder das wilde Mädchen werden, das Grenzen überschreiten kann. Auch beim Sex.

»Heute bitte nicht«

Der Tisch ist schön gedeckt, Rotwein funkelt in den Gläsern. Das Essen hat geschmeckt, die Atmosphäre ist angenehm. Martin berührt zärtlich Ninas Busen. Kaum spürt sie seine Hand auf ihrer Brust, schiebt sie sie unwillig weg: »Laß das«, sagt sie. »Ich bin müde.«
Vor ein paar Tagen erklärte Nina ihre Lustlosigkeit damit, daß sie zu nervös sei. Den vorhergehenden Versuch von Martin wehrte sie mit dem Hinweis ab, daß das Kind noch nicht schlafe und womöglich mithören könnte.

Der Mann will immer, die Frau will nie. Diese Klischeesituation findet sich nicht nur in Witzen, sie ist auch im partnerschaftlichen Alltag verbreitet. Warum eigentlich? Es gibt unzählige Gründe dafür, daß Frauen keine Lust haben: Der Partner vernachlässigt sein Äußeres. Er hat schlechte Umgangsformen. Oder er will eine nicht funktionierende Kommunikation mit Sex ausgleichen. Männer neigen dazu, eine gestörte Beziehung mit Sex zu kompensieren. Bei Frauen ist es umgekehrt: Gibt es Störungen in der Beziehung, wollen sie keinen Sex.
Aber auch für Frauen ist Sex oft ein Regelfaktor in einer Partnerschaft: Wenn die Machtverteilung nicht stimmt, neigen manche Frauen dazu, sich durch ihre Lustlosigkeit einen Machtzuwachs zu verschaffen. Unterm Strich stimmt dann die Machtverteilung wieder, denn derjenige, der den Sex verweigert, hat das Sagen.

Die Ursache von Lustlosigkeit kann aber auch eine unbewußte Abwehr der eigenen sexuellen Bedürfnisse sein. Wir sehen immer wieder, daß Frauen, deren erotische Sehnsüchte nie erfüllt wurden, gar keine sexuellen Wünsche

mehr entwickeln. In diesem Fall ist Lustlosigkeit eine Form des Selbstschutzes: Wenn man keine Wünsche mehr hat, kann man auch nicht enttäuscht werden.
Schließlich sollten Sie auch bedenken, daß ein langweiliger Alltag auch die sexuellen Wünsche lahmlegt. Die Leere und Gleichförmigkeit eines schalen, ereignislosen Lebens erfaßt auch die Sexualität: Der Partner wird langweilig. »Ein Thermophor mit Ohren«, wie es eine Frau einmal ausdrückte.
Aber vergessen Sie dabei nicht, daß es auch so etwas wie eine Freiheit der Lustlosigkeit gibt.

Die Freiheit der Lustlosigkeit

Bei einem unserer Seminare klagte ein Mann darüber, daß wir zwar in einer Zeit sexueller Toleranz lebten, aber wenig davon hätten, weil die Frauen eigentlich ziemlich lustlos seien. Andere, vor allem reifere, Seminarteilnehmer nickten bestätigend: Früher habe es dieses Problem nicht gegeben. Wenn der Mann wollte, war die Frau bereit. Die diskutierenden Männer sahen uns streitlustig an – wir sollten nur ja nicht widersprechen. Doch das war ohnedies nicht unsere Absicht: Die Frauen von heute sind tatsächlich lustloser als die Frauen früher. Aber seit sie sich die Freiheit zur Lustlosigkeit nehmen, haben sie weniger sexuelle Störungen. In diesem Zusammenhang sind zwei Studien des Hamburger Institutes für Sexualforschung interessant: 1972 wurden bei 80 Prozent der Frauen, welche die Beratungsstelle des Institutes aufsuchten, Orgasmusstörungen und bei 8 Prozent Lustlosigkeit diagnostiziert.
1992 diagnostizierte man bei 27 Prozent der Frauen Orgas-

mustörungen, aber bei 74 Prozent Lustlosigkeit. Diese Entwicklung ist seit Ende der siebziger Jahre in den westlichen Ländern allgemein feststellbar. Auch in der sexualmedizinischen Sprechstunde des Universitätsspitals Zürich stieg der Anteil der »lustlosen« Frauen von 30 Prozent im Jahr 1980 auf 50 Prozent im Jahr 1990 an. In derselben Zeit ging die Zahl der Frauen mit Orgasmusstörungen von ungefähr drei Viertel auf ein Fünftel zurück.

Daraus darf man aber nicht nur auf einen radikalen Rückgang weiblicher Orgasmusstörungen schließen. Die dramatischen prozentualen Unterschiede sind vor allem mit einer anderen Klassifizierung zu erklären, die wiederum typisch für die Veränderung der Sexualität ist.

Anfang der Siebziger wurde die ausbleibende weibliche Erregung als »sexuelle Störung« bezeichnet. 1992 wurde darin nicht mehr ein Defekt gesehen. Lustlosigkeit wurde als Widerstand gegen eine männliche Inszenierung von Sexualität gesehen, also gegen die Erfüllung dessen, was nur der Partner will.

Früher wagten es die Frauen nicht, dem Partner »sein Recht zu verwehren«, aber ihre sexuelle Beteiligung war oft nicht mehr als eine Gehorsamsleistung. Die zwangsläufige Folge dieses Verzichtes auf selbstbestimmte Lust sind sexuelle Probleme – Orgasmusstörungen, Schmerzen beim Verkehr, Erregungstörungen.

Doris' Mann betonte, daß für ihn eine Ehe nur dann gut und aufrechtzuerhalten sei, »wenn es mit dem Sex klappt«. Darunter verstand er, daß seine Frau dieselben sexuellen Bedürfnisse haben müsse wie er. Doris hatte Angst, Mann und Ehe zu verlieren, wenn sie beim Sex »nicht willig mitmacht«. Nach knapp vier Jahren war die ehemals temperamentvolle Doris anorgastisch, ihrem Körper entfremdet und unsicher. Hätte sie doch öfter einmal gesagt: »Ich habe

keine Lust!« Vermutlich wären ihr Orgasmusprobleme und Unsicherheit erspart geblieben.
Auch Männer können von der Freiheit der Lustlosigkeit profitieren. Wir denken an einen Mann, der uns wegen Depressionen und Erektionsstörungen kontaktierte. Es stellte sich heraus, daß sein Verlangen nach seiner Partnerin erloschen war. In den letzten Jahren war sie sehr dick geworden und hatte aufgehört, sich zu pflegen. Hätte er sich eingestanden, daß er sie – trotz seines Respektes vor ihrem Intellekt und seiner Dankbarkeit für ihre Fürsorglichkeit – nicht mehr begehrte, hätte auch er sich die Last einer Potenzstörung erspart.
Uns ist natürlich klar, daß hinter Lustlosigkeit in einer Partnerschaft nicht immer fehlendes Begehren steckt. Wie Sie gesehen haben, gibt es viele Gründe, warum es an sexuellem Appetit mangeln kann. In diesen Fällen ist die Lustlosigkeit eine Notlösung für das tieferliegende, verborgene Problem. Aber denken Sie daran, daß Ihr Eingeständnis, keine Lust auf Sex mit diesem Mann zu haben, auch ein Ausdruck von Freiheit sein kann. Der Freiheit, sich einer erotischen Selbstvernichtung zu widersetzen und mit dem Respektieren der eigenen erotischen Bedürfnisse wieder sicheren Boden zu betreten.

Der Lustlosigkeit auf der Spur

Wenn Sie lieber Selbstbefriedigung betreiben, anstatt mit Ihrem Partner zu schlafen, oder wenn Sie überhaupt keine sexuellen Wünsche mehr haben, obwohl Sie organisch gesund sind, sollten Sie Ihre Lustlosigkeit bis an die Wurzeln zurückverfolgen:

- Wie war es denn früher?
- Was war anders an Ihrer sexuellen Begegnung?
- Was hat sich in Ihrem Zusammenleben und in der Kommunikation verändert?
- Sind Sie durch Beruf, Haushalt und Kinder überlastet? Manchmal genügt es schon, die Alltagsstruktur zu verändern und Rechte und Pflichten in einer Familie so zu verteilen, daß nicht alles an der Frau hängenbleibt.
- Seien Sie nicht konfliktscheu, und gehen Sie Auseinandersetzungen nicht grundsätzlich aus dem Weg! Streitgespräche und Diskussionen können für eine Partnerschaft konstruktiv sein. Sie verhindern faule Kompromisse und gleichen Standpunkte an.
- Fragen Sie sich, ob Sie in Ihrer Beziehung die Macht haben, die Sie gerne hätten. Würden Sie mehr Rechte für sich beanspruchen, müßten Sie vielleicht Sex nicht dazu mißbrauchen, die Machtbilanz zu regulieren.
- Wenn Sie lustlos sind und gleichzeitig feststellen, daß in Ihrer Beziehung »nie ein lautes Wort fällt und es auch nie Streit gibt«, kann gerade diese Harmonie die Ursache Ihres mangelnden sexuellen Appetits sein. Oft sind die symbiotischen Bedürfnisse so stark, daß der aggressive Anteil der sexuellen Kraft zugunsten von Verschmelzungswünschen blockiert wird. In diesem Fall müßten Sie den Willen und den Mut haben, Ihre aggressiven Impulse beim Sex auszuleben.
- Schließlich bleibt noch die Frage, ob Ihre Lustlosigkeit nicht der nonverbale Ausdruck dafür ist, daß Sie die gemeinsam praktizierte Sexualität eigentlich ablehnen. Würden Sie in sich hineinhorchen, spürten Sie die sexuelle Kraft und Lust, die ja doch in Ihnen stecken. Allerdings nicht unter den derzeitigen Umständen und womöglich auch nicht mit dem derzeitigen Partner.

Und plötzlich ist die Lust dahin …

Vielleicht kennen Sie diese Situation: Sie schmusen mit Ihrem Partner und fühlen, wie Ihre Erregung zunimmt. Sie wollen mehr spüren von seinen Berührungen, seiner Haut und seinem Duft. Ihre Lippen werden weich, Ihr Körper gibt nach, Ihr Schoß pocht. Doch unmittelbar nachdem er in Sie eingedrungen ist, ist Ihre Lust dahin. – Was ist die Ursache dafür?

- Häufig sind nur äußere Bedingungen dafür verantwortlich, daß die Lust plötzlich schwindet: Kinder im Nebenzimmer oder die Angst, von Nachbarn beim Liebesspiel gehört zu werden. In diesem Fall verlagert sich die ganze Konzentration auf verdächtige Geräusche und auf das Stillhalten. Da ist es kein Wunder, daß der Lustaufbau abreißt.
- Wenn Männer einen gewissen Erregungsgrad erreicht haben, sind sie weniger ablenkbar als Frauen. Für Frauen steht das Sicherheitsgefühl – nicht nur das seelische, sondern auch jenes, das mit äußeren Rahmenbedingungen zusammenhängt – in einer wichtigen Wechselbeziehung zum Orgasmus!
- Schwieriger ist es, wenn die Ursachen für das Zusammenbrechen der Lust nicht in leicht zugänglichen und äußeren, sondern in schwer durchschaubaren seelischen Umständen liegen. Zum Beispiel können verdrängte feindselige Gefühle bewirken, daß die Erregung von störenden Gedanken blockiert wird.
- Schließlich kann ein Abreißen der Lust auch aus der unbewußten Angst vor einer Überflutung mit Erregung oder aus unbewußten Schuldgefühlen resultieren.
- Ein häufiger Grund für das Zusammenbrechen des

Lustaufbaues ist eine instabile weibliche Identität. Diese Frauen fürchten die totale Hingabe, die unbewußt mit Selbstaufgabe gleichgesetzt wird. Die Furcht, sich im Orgasmus zu »verlieren«, bewirkt, daß rechtzeitig das Kontrollsystem eingeschaltet wird.

- Möglich ist auch, daß die Furcht, das passive Genießen könne den Partner enttäuschen, zu einer Unterbrechung des Lustaufbaues führt.
- Paradoxerweise kann auch ein schwacher, kleiner Orgasmus, zu dem es relativ schnell kommt und der seltsam blaß empfunden wird, einen Lustabriß darstellen. Mit dem schwachen Höhepunkt wird die Selbstaufgabe in einem totalen Orgasmus verhindert.
- Die Angst vor den phantasierten Gefahren einer totalen Erfüllung oder die Angst vor dem eigenen Versagen sitzen tief und sind meist nicht bewußt. Auch verdrängte Aggressionen gegenüber dem Partner sind nicht bewußt – dennoch wird er »bestraft«, indem ihm die eigene Lust vorenthalten wird.
- Nicht selten führen unbewußte Schuldgefühle wegen der sexuellen Lust zu einer zwanghaften Abwehr in Form gedanklicher Abschweifungen.
- Auch die Fixierung auf das ersehnte Orgasmuserleben kann Lustempfindungen killen. In diesem Fall sind zwar die Zeichen der sexuellen Erregung vorhanden (z. B. das Feuchtwerden der Scheide und das Anschwellen und Pulsieren des Geschlechtsorgans), aber die Reaktion darauf kommt nicht zustande, weil auf das noch unbekannte Gefühl des Orgasmus gewartet wird.
- Führen Sie den Lustverlust auf äußere Bedingungen zurück, müßten Sie diese entsprechend verändern. Zum Beispiel kann schon die Isolierung einer Wand durch ein Bücherregal oder einen Teppichbodenbelag ein Gefühl der Sicherheit vermitteln.

- Falls Sie sich zu sehr auf den Orgasmus konzentrieren, gilt es, die Konzentration umzulenken: Konzentrieren Sie sich nicht auf das, was Sie *nicht* spüren, sondern auf das, *was* Sie spüren!
- Wenn mangelndes Selbstbewußtsein an der Unmöglichkeit, sich hinzugeben und daher am Lustabriß schuld ist, wäre eine entsprechende Bearbeitung des Selbstwertthemas sinnvoll (zum Beispiel in Gruppen an Volkshochschulen.)

Wenn der Sex weh tut: Vaginismus

Außer ein paar kläglichen Versuchen, »richtigen« Verkehr zu haben, hat die 29jährige Sonja bis heute keine positiven Erfahrungen mit penetrierendem Sex. Ihre Partner müssen jeden Versuch einzudringen, abbrechen, weil Sonja dabei Schmerzen hat. Sie ist eine jener Frauen, die unter sogenanntem Vaginismus leiden. Dabei handelt es sich um eine reflektorische Verkrampfung der Beckenbodenmuskulatur als Abwehrreflex gegenüber einem eindringenden Penis oder Finger. In leichten Fällen ist das Einführen des Penis nur anfangs schmerzhaft. Bei der schweren Ausprägung des Vaginismus ist sogar das Einführen eines Fingers unmöglich. Oft kann eine vaginale Untersuchung nur unter Narkose durchgeführt werden.

Der Scheidenkrampf gilt als sexuelle Funktionsstörung, die entweder von der ersten sexuellen Aktivität an vorhanden oder sekundär entstanden ist. In den meisten Fällen ist der Vaginismus nicht zwangsläufig mit einer Orgasmusunfähigkeit verbunden. Libido und Orgasmusfähigkeit sind sogar fast immer vorhanden. Der Höhepunkt wird dann

gewöhnlich über Klitorisstimulation – manuell, oral oder durch Schenkelverkehr – erreicht.
Leider ist es nur in seltenen Fällen möglich, diesen reflektorischen Scheidenkrampf aus eigener Kraft zu überwinden. Mit Hilfe der Verhaltenstherapie sind aber relativ schnell große Erfolge zu erzielen. Im Rahmen der Therapie werden die Fehlerwartungen geklärt, die zu den reflektorischen Verkrampfungen führen. Gleichzeitig lernt eine vaginistische Frau, sich mit Hilfe manueller Übungen an die Gefühle des Eindringens zu gewöhnen und konditionierte Schmerz- und Angstreaktionen abzubauen.

Die Mehrzahl der Frauen mit einer Scheidenkrampfproblematik wartet lange zu, bis sie fachliche Hilfe in Anspruch nimmt. Einerseits besteht immer wieder die Hoffnung, daß das Eindringen eines Tages ja doch schmerzfrei möglich sein würde. Schließlich sind ja sexuelle Erregung, Orgasmusfähigkeit und der Wunsch nach einem Zusammensein vorhanden. Dazu kommt, daß vaginistische Frauen unbewußt häufig Partner wählen, die ihrerseits eine sexuelle Problematik haben und daher von der vaginistischen Reaktion der Gefährtin »profitieren«. Kein Wunder also, daß sich eine Frau oft erst nach Jahren zu einer Therapie entschließt.
Johanna kam erst in unser Institut, nachdem sie fast zehn Jahre lang versucht hatte, ihr Vaginismusproblem allein mit dem Partner zu bewältigen. Erst dann waren der Leidensdruck, keine »vollwertige« Frau zu sein, und die Angst, den Partner deswegen zu verlieren, groß genug, um für eine Therapie motiviert zu sein.
Jahrelang hatte Johanna versucht, mit ihrem Freund »richtig« zu verkehren. Aber anstatt auch nur einen Schritt weiterzukommen, wurde es immer schlimmer: Zuletzt hatte Johanna schon Schmerzen, wenn sie nur an das Eindringen

dachte. Im Laufe der Therapie stellte sich heraus, daß es Johanna an konkreten Informationen über das sexuelle Geschehen mangelte. Ihre Mutter hatte ihr vermittelt, daß »Frau sein« grundsätzlich Schmerz bedeutet – Menstruation, Entjungferung, Geburt. Die Schilderungen von Freundinnen über Entjungferungen, die »Gewaltakte« waren, bei denen »viel Blut geflossen sei«, verstärkten Johannas Ängste und die Gewißheit, daß die Mutter mit dem Hinweis, »Sex sei mit Schmerzen verbunden«, offenbar recht hatte. Erschwerend kam hinzu, daß sich Johannas Eltern als sexualitätslose Wesen darstellten und sie auch ohne Worte wissen ließen, daß es so etwas wie Freude am eigenen Körper nicht gibt.

Johanna entschied sich nicht zufällig für einen Mann, der seinerseits große Ängste vor der aggressiven Seite der Sexualität hatte. Schon ihre erstes »Bitte hör auf« akzeptierte er nahezu dankbar. Auch seine nachfolgenden Penetrationsversuche fanden jeweils ziemlich schnell ein Ende. Im Grunde fühlten sich die beiden in ihrem sexuellen Problem beieinander aufgehoben. Ihr Arrangement, nämlich sexuelle Befriedigung nur mit Hilfe manueller Liebkosungen und Schenkelverkehr zu erreichen, hielt immerhin zehn Jahre!

Johanna gewann im Rahmen der Therapie ein neues, positives Bild von Sex. Sie konnte ihre falschen Erwartungen korrigieren und bekam mit Hilfe von Körperübungen und Selbstbefriedigung Zugang zu ihren Geschlechtsorganen. Johannas »Nachlernen« und ihre freie Entfaltung des sexuellen Erlebens hatten allerdings Konsequenzen. Nachdem Johanna mit ihren eigenen Fingern und sogar mit einem Vibrator den Zugang zu ihrem Körperinneren geschafft hatte, trennte sie sich von ihrem langjährigen Partner. Da er seinerseits seine sexuellen Ängste nicht bearbeitet hatte, hatte er auf Johannas Wunsch nach genitalem Sex mit Potenzproblemen reagiert.

Wir kennen auch etliche Fälle, in denen Frauen, die meinten, zu eng gebaut zu sein und daher Schmerzen beim Sex zu haben, erkennen mußten, daß sie ihren Partner eigentlich ablehnen. In diesem Fall hatte der Körper ein klares Nein ausgesprochen.

Die Lust an der Fruchtbarkeit

Die 27jährige Susanne wußte ganz genau, daß in ihrem augenblicklichen Lebensabschnitt eine Schwangerschaft ziemlich problematisch wäre. Trotzdem vergaß sie alle logischen Einwände und ließ sich eines Nachts auf das Risiko einer Schwangerschaft ein.
Die 34jährige Marion hatte zehn Jahre lang die Pille genommen. Sie stand kurz vor dem Abschluß ihrer ärztlichen Ausbildung, als ihre Phantasien vom Schwangersein, von einem runden Bauch, von Kindesbewegungen, von dem Gefühl des Tragens, Wachsens, Pochens, von Fülle und Triumph immer lebhafter wurden. So passierte es auch ihr, daß es sie nach einem ungeschützten Liebesakt drängte, obwohl sie genau wußte: Heute ist es gefährlich. Aber Marion konnte der Verführung, ihre inneren Bilder wahr werden zu lassen, ebenso nicht widerstehen wie Susanne.
Die meisten Frauen kennen den sexuellen Sog des Fortpflanzungswunsches. Mit Mütterlichkeit und Mutterliebe hat er nichts zu tun. Eher schon mit dem Trieb, das Leben in Gang zu halten.
Viele Frauen bekommen erst dann Sicherheit und Vertrauen in den eigenen Körper, nachdem sie schwanger waren. In dem Roman »Dunkler Willen ihres Körpers« schildert

Sara Maitland diese Empfindungen sehr eindringlich. »Ich kann den Gedanken nicht ertragen, daß diese monatlichen Blutungen für nichts und wieder nichts sind«, sagt die Romanheldin Liz zu ihrem Freund. Dabei spürte sie, »... daß es einen Teil von ihr gab, den sie noch nicht kannte ... eine fremde ›weibliche‹ Liz, der sie bisher nicht begegnet war.«
Nicht wenige Frauen erleben die Schwangerschaft und die Geburt eines Kindes als Höhepunkt ihrer weiblichen Potenz. Die Überlegung, ob sich ein Mann für die Vaterschaft eignet, beeinflußt daher oft auch ihre Partnerwahl. Umgekehrt kann die zunehmende Weigerung des Mannes, die Vaterrolle zu übernehmen, als Reaktion auf die Unabhängigkeitsbestrebungen der Frauen interpretiert werden.
Für die meisten Männer ist eine kinderlose Partnerschaft weniger dramatisch als für eine Frau. In einer Partnergruppe brachte ein Mann diese frauen- und letztlich auch lebensfeindliche Einstellung brutal auf den Punkt: »Wenn meine Frau ein Kind will, soll sie sich auch darum kümmern. Ich kann sehr gut ohne Kind leben.« Diese Auffassung ist im Unterbewußtsein vieler Männer tief verwurzelt und beeinflußt natürlich auch ihre Einstellung zur Hausarbeit und zur Kindererziehung.

Schwangerschaft und Sex

Die Zeit der Schwangerschaft wird von Frauen und Männern sehr unterschiedlich erlebt. Manchmal entzückt sich ein Paar an der schwellenden Fülle, die das gemeinsam gezeugte Leben mit sich bringt. Nicht wenige Männer finden eine werdende Mutter wegen ihrer vitalen Ausstrahlung sehr erotisch. Tatsächlich sind Frauen in anderen Umständen sexuell oft besonders ansprechbar. Masters & Johnson stellten fest, daß während der Schwangerschaft die Reaktionen auf sexuelle Reizungen stärker ausgeprägt sind, mehr Scheidenfeuchtigkeit produziert wird und sexuelle Phantasien und Träume zunehmen. Außerdem haben die Frauen nach dem Orgasmus oft noch das Bedürfnis nach weiteren Stimulationen. Kein Wunder: Durch die Schwangerschaft kommt es zu einem Blutstau in den Gefäßen des Beckens. Diese Blutfülle in den Beckenorganen kann wie ein Aphrodisiakum wirken (siehe dazu auch S. 28 ff.).

Das gemeinsame sexuelle Erleben kann auch durch die Innigkeit, die ein Paar während der Schwangerschaft verbindet, intensiviert werden.

Trotz dieser Tatsachen gibt es viele Paare, für die eine Schwangerschaft gleichbedeutend mit sexueller Abstinenz ist. Manchmal fehlen ausreichende und korrekte Informationen, und es entstehen Ängste. Manchmal fürchten Frauen, der Partner könnte ihren veränderten Körper nicht schön finden. Den Rückzug der Frau interpretiert der Partner dann als sexuelles Desinteresse, auf das er Rücksicht nimmt.

Als Lilly nach ihrem Besuch beim Frauenarzt Peter das freudige Ereignis mitteilte, war ihre sexuelle Welt noch in Ordnung. Peter begehrte seine erotische Gefährtin und genoß den Liebesakt in ihren Armen. Doch sobald die ersten körperlichen Zeichen der Schwangerschaft sichtbar wurden, nahm sein Begehren ab. Immer deutlicher spürte Lilly, daß sich Peter zur Liebe zwingen mußte. Er schob irgendwelche banalen Ausreden vor, warum er gerade keine Lust hatte. Einmal war er von der Arbeit zu erschöpft, dann wieder hatte er am Vorabend zuviel getrunken. Ab dem sechsten Monat stellte er den Verkehr mit der Begründung ein, er wolle die Schwangerschaft durch den Geschlechtsverkehr nicht gefährden. Peter kuschelte gerne mit Lilly, streichelte

sie lange und zärtlich, vermied es aber, sie im Genitalbereich anzufassen. Machte Lilly ihrerseits einen eindeutigen Annäherungsversuch, zog sich Peter zurück.
Im Gespräch mit der Hausärztin wurde klar, daß Peters Sorge um die Schwangerschaft nur vorgeschoben war. In Wirklichkeit hatten Lillys körperliche Veränderungen dazu geführt, daß sich Peters Libido verflüchtigte. Er empfand zwar warme, zärtliche Gefühle für seine Frau, aber keine sexuelle Erregung.
Was war passiert? Durch die Schwangerschaft war Lilly im Unbewußten für Peter zur »Mutter« geworden. So wie schon in der Kindheit seine leibliche Mutter wurde nun auch Lilly von ihm mit dem Inzesttabu belegt. Die ihr geltenden sexuellen Regungen waren mit einem Mal verbotenes Begehren. Sie mußten daher verdrängt werden. Nach der Verdrängung der sinnlichen Strebungen entsprach Peters Beziehung zu Lilly dem klassischen Vorbild einer »asexuellen« Mutter-Sohn-Beziehung. Wo früher sexuelle Erregung entstand, machte sich jetzt sexuelle Abneigung breit.
Wenn die Übertragung des Mutterbildes auf die Partnerin nicht aufgelöst werden kann, ist die sexuelle Beziehung ernsthaft in Gefahr.

Zeit der Dürre

Es ist kein Geheimnis, daß bei vielen frischgebackenen Eltern nach der Ankunft des Wunschkindes die Zeit einer sexuellen Dürre anbricht. Natürlich gibt es auch Frauen, bei denen die sexuelle Lust nach einer Schwangerschaft und Geburt besonders intensiv ist. Aber bei den meisten jungen Müttern kann es bis zu einem Jahr dauern, bis ihr sexuelles Verlangen wiederkehrt.
Manchmal dauert die Durststrecke sogar noch länger. Auch

zwei Jahre Lustlosigkeit sind keine Seltenheit. »Für meine Frau gab es nur das Kind, das Kind und noch einmal das Kind«, sagt der 31jährige Johannes. Das Kind war geplant und ersehnt, aber kaum war es da, kriselte es in der Ehe. »In den ersten Monaten habe ich mich mit meinen sexuellen Wünschen natürlich zurückgenommen«, erinnert sich der Chemiker. »Aber wenn man nach eineinhalb Jahren noch immer um Sex bitten und betteln muß, stellt man natürlich vieles in Frage.«
Johannes zweifelte an der Liebe seiner Frau Anita zu ihm. Womöglich wollte sie nur das Kind? Anita war über ihre Lustlosigkeit selbst unglücklich. Aber sexuelles Begehren läßt sich nicht erzwingen. Weder durch Drängeln, noch durch liebevollen Zuspruch, und schon gar nicht durch Streit und Trotz. Anitas Lust kam erst wieder, als sie in einer Beratung darauf aufmerksam gemacht wurde, ihren eigenen Körper wieder lustvoll wahrzunehmen. Genußvolle Bäder, Körperpflege und Streichelübungen weckten in ihr ein positives Körpergefühl. Von der Lust am eigenen Körper war es nur noch ein kleiner Schritt zur Erotik zu zweit.

Das sexuelle Desinteresse einer jungen Mutter kann viele Ursachen haben: Die massive hormonelle Umstellung, eine ungewohnte finanzielle Abhängigkeit, Überforderung, Schwierigkeiten, sich an die Mutterschaft anzupassen, oder Machtkonflikte, die bisher verdrängt wurden. Vielen Müttern genügt auch die körperliche Nähe und Zärtlichkeit, die sie in der Einheit mit dem Baby erleben. »Ich habe mit meiner Tochter so viel geknuddelt und geschmust, daß mir jede Berührung von meinem Mann zuviel war«, gesteht Iris. Eine neue Umfrage von Anna Kuckuck und Klara Luckmann unter jungen Müttern rührte an ein Tabu: Eigentlich dürfe man gar nicht von »Lustlosigkeit« sprechen, wenn junge Mütter kein sexuelles Verlangen nach ihrem Partner haben, meinen die Wissenschaftlerinnen. Die befragten Frauen hätten nämlich sehr wohl Lustgefühle – allerdings nicht in bezug auf ihre Gefährten. Das Stillen und der Hautkontakt mit dem Baby erzeugen sogar sehr befriedigende Lustgefühle. Und: Den Frauen ist das auch bewußt. Aufgrund der Oxytocinausschüttung (siehe S. 20 ff.) sind Erregungszustände, sogar Orgasmen beim Stillen keine Seltenheit. Dementsprechend groß ist oft das schlechte Gewissen gegenüber dem frustrierten Ehemann. In der Folge wird dann so mancher Liebesakt nur geduldet. Die Konsequenz dieser unerwünschten sexuellen Begegnung ist verstärkte Abneigung gegenüber der körperlichen Liebe. An diesem Punkt beginnt oft ein verhängnisvoller Kreislauf. Der Mann reagiert auf den sexuellen Rückzug seiner Frau und ihre Hinwendung zum Kind mit Eifersucht. Er regrediert, das heißt, er selbst wird zum Kind, dessen Bedürfnisse »gestillt« (!) werden wollen. Die Frau wehrt ab, sein Trotz verstärkt sich. Er »bestraft« sie mit Kommunikationsverweigerung. Daraufhin geht sie noch mehr auf Distanz, bindet sich noch mehr an das Kind usw. Der Baby-Blues findet eine traurige Fortsetzung, die oft nur durch psychologische Hilfe beendet werden kann.

Es bleibt nichts anderes übrig, als ganz bewußt einer Verschrottung der Paarbeziehung entgegenzuwirken. Wichtig wäre es, daß sich junge Eltern immer wieder als Paar erleben und nicht nur als Eltern. Auch die Organisation betreuungswilliger Menschen – Verwandte, Freunde, andere Mütter, Nachbarn – ist notwendig. Enervierende Babysitter-Suche verhindert Gemeinsamkeiten! Und: Junge Mütter sollten ihre Energien nicht ausschließlich in das Kind stekken. Auch für die Partnerschaft sollte etwas davon abfallen. Eine glückliche Beziehung ist immer noch der idealste psychische Nährboden für ein Kind. Andernfalls spürt es schon sehr früh, daß es nicht mehr um seiner selbst willen geliebt wird, sondern für etwas entschädigen soll, was durch sein Werden verlorengegangen ist: die Liebe zum Partner …

Die Wende ist nicht das Ende

Vor etwas mehr als 100 Jahren schrieb Arthur Schopenhauer in seinem Traktat »Über die Weiber«: »Ein altes, das heißt nicht mehr menstruierendes Weib erregt unseren Abscheu. Jedes Individuum verliert an Reiz für das andere Geschlecht in dem Maße als es sich von der zur Zeugung oder Empfängnis tauglichen Periode entfernt.«
Damit brachte Schopenhauer etwas auf den Punkt, was noch bis zum Zweiten Weltkrieg gedacht und gelebt wurde: Die Sexualität ist für die Frau durch die Möglichkeit bestimmt, Kinder in die Welt zu setzen.

Für immer jung

Die Vorstellung, daß Unfruchtbarkeit mit sexueller Unattraktivität einhergehe, ist durch die Fortschritte der Hormonmedizin und durch die Medienberichte nicht mehr gültig.
Endgültig entkoppelt wurden die Formeln »Fruchtbarkeit ist Jugendlichkeit« und »Unfruchtbarkeit ist Alter« Anfang

der sechziger Jahre durch die Pille: Die Frauen konnten sich mit Hilfe der Pille freiwillig für Unfruchtbarkeit entscheiden – schon mit zwanzig Jahren. Das bedeutete, daß die mit dem Klimakterium einsetzende Fortpflanzungsunfähigkeit nicht automatisch die Verbannung in die Asexualität mit sich bringen mußte. Im Gegenteil. Heute ist für das Sexualverhalten der Frau sogar die freiwillige Eliminierung der Fruchtbarkeit charakteristisch. Zwei Drittel der 16jährigen geschlechtsaktiven Mädchen schützen sich mit der Pille vor einer Empfängnis. Die auf Unfruchtbarkeit angelegte Sexualität ist erst recht in der Phase der Partnerwahl und in der Zeit der beruflichen Aus- und Weiterbildung aktuell.

Ab dem Moment, in dem die Frauen mit Hilfe der Pille über den Zeitpunkt einer Schwangerschaft selbst bestimmen konnten, waren sie erstmals in der Lage, ohne dramatische Konsequenzen sexuelle Erfahrungen sammeln. Dadurch konnten sie eine sexuelle Identität erwerben und ihre Biographie aktiv gestalten. Den »Pillenfrauen«, die heute zwischen 45 und 50 Jahre alt sind, ist dieser Zuwachs an Freiheit und Selbständigkeit anzumerken. Wir hören von den Frauen immer wieder, daß sie gelernt haben, »sich auf sich selbst zu verlassen«, und daß sie eine »eigene Stärke« entwickelt haben. Dieser Reifungsprozeß ebnet vielen Frauen den Weg in die Wechseljahre und gibt ihnen die Kraft, mit den Veränderungen und Einschränkungen weitgehend fertig zu werden, die oft ja doch damit verbunden sind.

Es wäre aber Schönfärberei zu behaupten, daß es allen Frauen leichtfällt, älter zu werden. Wechseljahre heißt Veränderung. Veränderung ist immer dann besonders schmerzhaft, wenn man sich einem Geschehen hilflos ausgeliefert fühlt und es nicht aktiv gestalten kann. Das ist zum Beispiel in den Jahren der Pubertät der Fall, die ja auch »Wechseljahre« sind. Damals mußten Sie sich mit Ihrer erwachenden Sexualität und der Identitätsbildung zurechtfinden, ohne wesentlich Einfluß nehmen zu können. Heute können Sie auf die Jahre des Wechsels Einfluß nehmen. Hinsichtlich der körperlichen Beschwerden können Sie die Hilfe der Hormonmedizin nützen. Und Sie können Ihre Sichtweise bewußt umstrukturieren.

⇨ Fragen Sie sich nicht: »Was soll aus meinem Leben werden?«; fragen Sie sich vielmehr: »Wie kann ich diese Zeit für mich nützen?«

Stellen Sie sich darauf ein, daß die »Wechseljahre« um die 50 wie die Jahre der Pubertät mit großen Veränderungen verbunden sein können. Diese Phase kann deshalb für manche Frau schwierig und schmerzhaft sein, weil sie mit einer Ausgliederung aus dem Prozeß des Werdens verbunden ist, während die Pubertät die Eingliederung in den Prozeß und eine vielversprechende Zukunftsperspektive mit sich bringt.
Vor allem jene Frauen, die in der Mutterschaft ihren ausschließlichen Lebenssinn sahen, haben einen hohen Leidensdruck. Auf allgemeingültige Modelle, wie man mit solchen Problemen am besten fertig wird, können wir kaum zurückgreifen. Die »Nachkinderphase« ist ja historisch neu: Noch vor 100 Jahren lag die Lebenserwartung von Frauen bei 45 bis 50 Jahren. Derzeit beträgt sie 80 Jahre. Der Zeitpunkt des Wechsels hat sich aber nur wenig verschoben. Er liegt heute etwa um das 50. Lebensjahr. Das heißt nicht nur, daß die »Nachkinderphase« etwa ein Drittel des Lebens einer Frau ausmacht. Noch vor 100 Jahren haben die Frauen die Schwierigkeiten und Veränderungen, die mit dem Wechsel auftreten können, meist gar nicht erlebt. Nicht nur das: Noch nie zuvor in der Geschichte ist das

Leben von Ehefrauen und Ehemännern in intakten Ehen so lange miteinander verschweißt gewesen, daß sie lebensverändernde Ereignisse wie zum Beispiel die Midlife-crisis oder die Wechseljahre miteinander erlebten.

Zur Schönheit verdammt

Frauen gelten traditionell als das »schöne Geschlecht«. Da tut es natürlich weh, wenn eine Frau mit den Wechseljahren und der hormonellen Umstellung körperliche Veränderungen in Kauf nehmen muß. Manche Frauen nehmen an Gewicht zu, fast immer verändert sich das vertraute Körperschema. Kein Wunder, daß ab Mitte Vierzig Frauen häufig von Zweifeln hinsichtlich ihres Aussehens geplagt werden. In unserer Gesellschaft wird »Weiblichkeit« nach wie vor in hohem Maß mit »sexueller Attraktivität« assoziiert. Die Diskrepanz zwischen einem, auch durch die Medien stimulierten, Idealselbst – »so möchte ich sein« – und dem Realselbst – »so bin ich« – führt oft zu Selbstzweifeln.

In einer Gesellschaft, die Jugendlichkeit und Schönheit idealisiert, kann man eben nicht einfach »alt« werden. Viele Frauen leiden darunter, daß ihnen das dennoch »passiert«.

Je nachdem, wie eng das Bewußtsein körperlicher Attraktivität mit dem Selbstwertgefühl einer Frau verbunden ist, wird die narzißtische Balance mehr oder weniger schwer gestört.

Ehrliche Frauen sprechen immer wieder von dem schmerzhaften Gefühl, »für die Männer unsichtbar zu werden«, und davon, »nicht mehr dazuzugehören«. Für eine Frau wird unter Umständen jene Identität brüchig, die zumindest von der Spätadoleszenz an für sie bestimmend war. Die sexuelle

Identität einer Frau kann aber auch durch das Nachlassen der Libido in den Jahren nach 45 instabil werden.

Kleine Pillen, große Wirkung

Es steht heute außer Frage, daß es zwischen der Höhe des Östrogenspiegels und der sexuellen Erregung Zusammenhänge gibt. Wenn der Östrogenspiegel zu weit absinkt – bei einem großen Prozentsatz der Frauen ist das nach den Wechseljahren der Fall –, ist die vaginale Durchblutung nicht mehr gewährleistet. Häufig wird die Scheide nicht mehr ausreichend feucht, die Scheidenschleimhaut wird dünn, und der Koitus schmerzt.

Wenn keine medizinischen Gründe dagegensprechen, behebt eine Östrogentherapie diese Beschwerden. Abgesehen von dieser wohltuenden Wirkung, haben Östrogene auch noch andere Vorteile. Es wird der Osteoporose vorgebeugt, die Haut ist besser durchblutet usw. Dennoch wird in letzter Zeit immer häufiger darüber gesprochen, daß die Einnahme von Östrogenen auch libidodämpfend wirken kann. Bei allem Respekt vor der positiven Wirkung der Östrogene sollte also ihre libidodämpfende Wirkung nicht unterschlagen werden: Von der etwa einen Million Frauen, die zur Zeit in Österreich im Wechsel und jenseits der Wechseljahre leben, nehmen rund 250.000 Östrogene. Die Frauen, die eine Hormonersatztherapie machen, geben zwar an, daß sie sich körperlich wohler fühlen und daß Wechselbeschwerden, wie z. B. Hitzewallungen und Schlaflosigkeit, behoben sind, unsere Befragung (»Österreich intim«) hat aber gezeigt, daß Frauen, die Östrogene nehmen, weniger sexuelle Phantasien haben. Außerdem masturbieren Frauen

unter Östrogeneinnahme bei gleicher Koitusfrequenz seltener, was ebenfalls den Schluß auf eine geringere Libido nahelegt. Die Masturbationshäufigkeit und auch die Phantasietätigkeit sind nämlich verläßliche Hinweise auf die Libido. Die Häufigkeit des Geschlechtsverkehrs ist diesbezüglich nicht aussagekräftig. Oft ist ja nicht das tatsächliche Verlangen Anlaß für einen Geschlechtsakt, sondern die Angst vor der Reaktion des zurückgewiesenen Partners. Auch der Wunsch nach Selbstbestätigung oder einfach Sehnsucht nach Zärtlichkeit, die oft nur über den Weg der Sexualität erlebt werden kann, sind Kriterien für die Koitusfrequenz.
Wenn man annimmt, daß die Einnahme von Östrogenen libidodämpfend wirkt, stellt sich in diesem Zusammenhang natürlich die Frage, inwieweit Androgene die weibliche Libido stimulieren können. Diesem Aspekt der Hormonbehandlung wird in Zukunft noch größere Aufmerksamkeit als bisher geschenkt werden.
Auch die Entwicklung der Potenzpille »Viagra für Frauen« könnte das Sexualverhalten reifer Frauen verändern: Der Wirkstoff Sildenafil stimuliert männliche Schwellkörper – warum nicht auch weibliche? Die Überlegung, daß die »Potenzpille« die Durchblutung von Schamlippen und Klitoris verbessert und über diesen Weg vermehrten Lustgewinn ermöglicht, ist naheliegend.
Im Zusammenhang mit der Verunsicherung des »sexuellen Ichs« bekommt Sex für Frauen in der Lebensmitte oft eine reparative Funktion für ein angeschlagenes Selbstbild. Die sexuelle Sprache des Körpers ermöglicht ja die Erfahrung, so wie man ist, in Ordnung zu sein, akzeptiert und mit all seinen Schwächen angenommen zu werden. Durch die Möglichkeit, einem »Du« Lust, Befriedigung und Glück schenken zu können, wird ein Mensch in seiner Rolle als Frau bzw. Mann bestätigt.

Es kommt auch vor, daß sich ein reifer Ehemann womöglich von seiner gleichaltrigen Frau abwendet, weil sie ihm das eigene Älterwerden vor Augen führt. Der Verlust der sexuellen Zuwendung durch den Partner ist für so manche Frau die Ursache von Versagensgefühlen, Mangel an Selbstbejahung und Depression.

Tatsache ist, daß Frauen in den Jahren des Klimakteriums oft unfreiwillig eine stärkere Triebeinschränkung als Männer hinnehmen müssen. Das Nicht-Ausleben sexueller und auch anderer Triebe ist oft die Konsequenz einer Scheidung und des damit verbundenen Alleinlebens. Ein Mann Mitte 50 kann Sex-Partnerinnen jeder Altersklasse finden. Eine Frau über 50 hat weniger Chancen, einen sexuell aktiven Dauerpartner zu finden. Auch bei einer Bruder-Schwester-Ehe, die es in der Altersgruppe der 50jährigen häufiger gibt, als allgemein angenommen, müssen Frauen sexuelle Triebe oft verdrängen. Manchmal führt das Nachlassen des sexuellen Verlangens des Mannes zu einer asexuellen Ehe, manchmal fällt das sexuelle Begehren beider Partner der allzu großen Nähe des Zusammenlebens zum Opfer.
Auch Aggressionen werden von Frauen in dieser Altersgruppe oft verdrängt. Zum Beispiel weiß oder ahnt eine Ehefrau, daß sie betrogen wird, aber sie hält still aus Angst, daß sie »in ihrem Alter« keinen anderen Mann mehr finden oder im Falle einer Scheidung ihr soziales Netz verlieren würde.
Es kann auch sein, daß ein erwachsener Nesthocker eine Frau unter Druck setzt. Er nimmt sich zu Hause alle Freiheiten, lebt das eigene Sexualleben ungeniert aus, verweigert die Mithilfe, erwartet aber von der Mutter unangemessene Leistungen. Vor allem alleinerziehende Mütter um die 50 nehmen viel hin und berücksichtigen eigene Wünsche nicht, weil sie Angst haben, als schlechte Mutter zu gelten.

Egal, ob die verdrängten Wünsche aggressiver oder sexueller Natur sind, entsprechend der Freudschen Triebtheorie können sich aufgrund der Triebverdrängung Angsterkrankungen – zum Beispiel Phobien – entwickeln. Die inneren Konflikte werden sozusagen nach außen projiziert. Wenn man aus einer bestimmten Situation nicht jederzeit »flüchten« kann, explodiert die Angst vor einem Kontrollverlust. Die betreffende Frau fürchtet dann in einer bestimmten Situation, etwa in der U-Bahn oder in einer Einkaufsschlange, die Kontrolle über ihre verdrängten Wünsche zu verlieren. Bei Frauen, die ja nach wie vor eine stärkere Triebeinschränkung als Männer in Kauf nehmen müssen, sind phobische Beschwerden dementsprechend verbreitet: 15 Prozent der Frauen, aber nur 4 Prozent der Männer leiden unter Phobien. In der Altersgruppe der 40- bis 60jährigen Frauen leiden rund 13 Prozent an Phobien, dagegen bei den 19jährigen nur rund 4 Prozent. Auch diese Zahlen beweisen, daß im Klimakterium die Triebeinschränkung erneut verschärft wird.

Der enge Zusammenhang zwischen Angst und nachlassender Sexualität geht auch aus einer anderen Ziffer hervor: In der Gruppe der Alleinstehenden zwischen 40 und 60 sind einerseits eine geringere sexuelle Frequenz und andererseits der höchste Prozentsatz an Angsterkrankungen zu verzeichnen, nämlich 15 Prozent.

Aber nicht nur verdrängte Triebwünsche, sondern auch nicht eingestandene Trennungswünsche können Verlassensängste und Panikattacken auslösen. Wir sehen das zum Beispiel häufig bei Frauen, die aus sozialen oder wirtschaftlichen Gründen bei einem Mann bleiben, ohne ihn zu lieben. Die eigenen, verdrängten Trennungswünsche werden dann häufig auf den Partner projiziert und äußern sich in der Angst, von ihm verlassen zu werden.

Die kreative Krise

Abgesehen von diesen schmerzlichen Aspekten der Wechseljahre haben die Jahre des Umbruches auch positive Perspektiven. Das Aus-dem-Haus-Gehen der Kinder hinterläßt nicht nur eine Lücke; die Eltern, die nun unmittelbar aufeinander bezogen sind, stehen vor der Aufgabe, ihre Beziehung als Ehepartner deutlicher wahrzunehmen und unter Umständen neu zu gestalten. Durch den Auszug der Kinder aus dem Elternhaus wird eine Frau unversehens mit Problemen konfrontiert, die häufig schon seit vielen Jahren bestanden, für deren Lösung aber bisher weder Zeit noch Bereitschaft vorhanden war.

Wir erleben auch oft, daß es bei Frauen im Zuge der Menopause zu einem späten Ablösungsprozeß von den Eltern kommt. Erst jetzt entwickelt sich soviel Freiheit gegenüber den Eltern, daß die Tochter es wagt, ihren eigenen Weg zu gehen. Der Lebensabschnitt, in dem die Gebärfähigkeit der Frau endet, ist also oft deckungsgleich mit dem endgültigen Ablösungsprozeß von den Eltern – ein Umstand, der sich nicht nur auf die Persönlichkeit, sondern auch auf die Partnerschaft positiv auswirken kann.

Wir hören von Frauen auch immer wieder, daß die Menopause so etwas wie eine kreative Midlife-crisis auslöste, in deren Verlauf sich die Beziehung der Frau zu sich selbst und auch die Beziehung der Partner zueinander und die Rollenerwartungen änderten.

Durch die klimakterischen Beschwerden werden die Frauen gezwungen, sich mit sich selbst auseinanderzusetzen, zu fragen, was ihnen guttut und was sie brauchen.

Es ist charakteristisch für jede Übergangsphase, Bilanz zu ziehen, einen Perspektivenwechsel vorzunehmen und zu bewerten, wo man steht und wohin man noch kommen will. Frauen, die jahrzehntelang nicht berücksichtigten, was ihnen im Alltag oder beim Sex guttut, finden plötzlich den Mut, an sich selbst zu denken. Viele Frauen suchen therapeutische Stärkung, um ihre Bedürfnisse besser aufspüren und dem Partner gegenüber durchsetzen zu können.

Es wäre auch falsch, nur vom Libidoverlust zu sprechen. Amerikanische Untersuchungen – zum Beispiel der neue Kinsey-Report von June Reinisch – zeigen, daß Frauen, aber auch Männer, um die 40 eine Wende des sexuellen Temperamentes erleben. Manche Frauen interessieren sich plötzlich verstärkt für das Körperliche, für mehr körperliche Erfahrungen. Die Männer werden gefühlsbetonter, verwundbarer und zuwendungsbereiter. Diese emotionalen Veränderungen sind unter anderem auch auf hormonelle Veränderungen zurückzuführen. Bei manchen Frauen ist mit dem sinkenden Östrogenspiegel ein Ansteigen des Testosteronspiegels, also der männlichen Hormone verbunden. Die Frauen werden »maskuliner«, im Sinne von durchsetzungskräftiger. Sie wollen körperlich härteren Sex als früher, sind experimentierfreudiger und interessieren sich für Steigerungen des sexuellen Genusses. Gleichzeitig sinkt bei den Männern der Testosteronspiegel, was ihre plötzlich auftretenden »weiblichen« Eigenschaften, wie eben Gefühlsbetontheit, Verwundbarkeit und Zuwendungsbereitschaft, erklärt.
Die amerikanische Sexologin Nancy Friday stellte fest, daß die Phantasien von reifen Frauen oft sehr körperorientiert sind und sich um Methoden drehen, mit denen die sexuellen Empfindungen maximiert werden können. Die Phantasien jüngerer Frauen sind eher emotional getönt. So stellt sich zum Beispiel eine Frau um die 20 den romantischen Beginn einer Beziehung und das zärtliche Vorspiel vor dem Verkehr vor, während im Mittelpunkt der Phantasien der reifen Frau häufig sexuelle Techniken stehen. Die Vorliebe

jüngerer Frauen für ältere Männer könnte durchaus mit deren verstärkter Emotionalität und Zärtlichkeit zu erklären sein. Umgekehrt wäre zu verstehen, warum die sexuell begehrliche reife Frau ganz gut zu dem jüngeren, sexuell wilderen Mann paßt.

Die Männer wehren sich zwar, von einem »männlichen Klimakterium« zu sprechen, aber es ist eine Tatsache, daß sich durch den Abfall des Testosteronspiegels gewisse als »weiblich« geltende Eigenschaften entwickeln. Dazu gehört zum Beispiel die Veränderung der Sexualrhythmik, die bei reifen Männern langsamer und zärtlicher wird. Auch die Tatsache, daß reife Männer häuslicher werden, gehört dazu. Männer werden allerdings für diese Veränderungen nicht diskriminiert. Ganz im Gegenteil – man lobt dann die »Weisheit des Alters«. Das Verhalten der älteren Väter, die mit 57 oder 65 Jahren plötzlich begeistert den Kinderwagen schieben und Säuglingspflege betreiben, könnte ebenfalls mit der Abnahme des Testosteronspiegels und der Zunahme der als weiblich geltenden Eigenschaften erklärt werden.
In jedem Fall ist es eine große Herausforderung für Frauen und Männer, alle Zyklen und Stadien des eigenen Lebens und des Lebens des Partners zu verarbeiten, sich den damit verbundenen Ängsten und Aufgaben zu stellen und eine Lebensperspektive zu entwickeln, in der die bisher gemachten Erfahrungen genutzt werden können.

Sagen Sie »Ja« zu sich

Früher war nur das Alter einer Frau ausschlaggebend für die eigene Einstellung und die Einstellung der Gesellschaft gegenüber der Schönheit und der Sexualität. Heute wird das, was »altersgemäß« ist, nicht mehr durch das kalendarische Alter und durch gesellschaftliche Konventionen festgelegt. Jede Frau kann frei über ihre gelebte und individuell dargestellte Weiblichkeit entscheiden.
Wenn die Eierstöcke ihre Tätigkeit einstellen, heißt das noch lange nicht, daß Sie das aufgeben müssen, was sich bisher für Sie mit »Weiblichkeit« verknüpft hat. Im Gegenteil. Gerade jetzt sollten Sie »Ja« zu sich selbst sagen ...

⇨ Befreunden Sie sich mit Ihrem Körper! Betrachten Sie ihn als ureigenen Ausdruck Ihrer Persönlichkeit und nicht mit einem kritischen, »männlichen« Blick, der Vergleiche mit einem imaginären Idealtypus zieht.

⇨ Befassen Sie sich ohne schlechtes Gewissen mit Ihrem Aussehen. Verwöhnen Sie sich. Gönnen Sie sich Körperlotions, Duftbäder und ähnliches. Auch ein gutes Körpergefühl gehört zu dem »gewissen Etwas«.

⇨ Jede Form der körperlichen Aktivität – Sport, Spazierengehen, Massagen – gibt dem Körper positive Strahlkraft.

⇨ Mode und Make-up sind nicht oberflächlicher Firlefanz, sie haben besonders in den reifen Jahren therapeutischen Wert: Mit modischen und kosmetischen Maßnahmen wird die oft schmerzhafte Kluft zwischen dem Idealbild – »so möchte ich sein« – und dem Realbild – »so bin ich« – geschlossen.

⇨ Frauen streben seit jeher danach, schön zu sein. Daher wird aus der Gesundheits-, Körper- und Schönheitspflege so große Befriedigung gewonnen, auch dann, wenn man es »nur für sich selbst tut« – was Sie übrigens ohnedies immer tun sollten. Sich selbst zu gefallen ermöglicht Selbstakzeptanz und verhindert die Abhängigkeit von der Akzeptanz der Umwelt.

Teil II

Vom Mädchen zur Frau

Die psychosexuelle Entwicklung und ihre Bedeutung für die Orgasmusfähigkeit

Die Psychoanalyse ist keine Verklärung der patriarchalischen Gesellschaft, sondern deren Analyse. Wer die Unterdrückung der Frau begreifen und wirksam bekämpfen will, kommt an der Psychoanalyse nicht vorbei.

Juliet Mitchell

Bis jetzt haben wir uns auf sehr griffige Weise damit auseinandergesetzt, wie Sie Ihre sexuelle Kraft entfalten können, wie Sie am besten Ihre Lust steigern und Unlust vermeiden. Inzwischen wissen Sie auch, daß das sexuelle Verhalten kein Zufallsprodukt ist, sondern in Ihrer frühen Lebensgeschichte wurzelt.

In diesem Teil unseres Buches befassen wir uns daher mit der psychosexuellen Entwicklung einer Frau aus psychoanalytischer Sicht. Wir bemühen uns, bei diesen Ausführungen möglichst anschaulich zu sein. Die meisten Zusammenhänge sind daher anhand ausführlicher Fallgeschichten und bekannter Märchen und Mythen dargestellt. Trotzdem werden Sie hier mit Phantasien und Vorgängen aus der

Kindheit konfrontiert, die vielleicht Unmut und Ablehnung hervorrufen. Diese Erfahrung machen wir immer wieder. Es ist ja wirklich nicht leicht, frühkindliche Ereignisse als Ursachen für Störungen oder ganz bestimmte Verhaltensweisen im Erwachsenenalter zu akzeptieren. Schließlich kann man sich an die meisten Vorfälle in der Kindheit gar nicht mehr erinnern.

- Zwingen Sie sich nicht, Ihr eigenes Unbewußtes mit Druck erschließen zu wollen.

- Lassen Sie die folgenden Texte nur auf sich einwirken.

- Seien Sie sensibel dafür, was Ihnen spontan zu dem Gelesenen durch den Kopf geht. Es könnten tatsächlich Erinnerungen aus Ihrer Kindheit sein. Aber auch ganz andere Inhalte, die mit unseren Ausführungen auf den ersten Blick nichts zu tun haben, können plötzlich auftauchen.

- Gehen Sie auch diesen Einfällen nach. Lassen Sie sich von ihnen treiben, ganz egal, worauf Sie dabei stoßen.

- Wenn Sie sich gar nicht mehr an Ihre eigene Kindheit erinnern können, denken Sie an das Verhalten Ihrer Kinder oder von Kindern aus Ihrem Bekanntenkreis. Wenn Sie die mühevolle Reise in das vergessene Land der Kindheit gemacht haben, wird Ihnen die eine oder andere bisher »unverständliche« Verhaltensweise plötzlich gar nicht mehr so unverständlich sein.

Das weibliche Dilemma

Die Angst vor der magischen Potenz

Obwohl die Frauen weltweit die Bevölkerungsmehrheit stellen, sind sie von der politischen Macht so gut wie ausgeschlossen. Sie leisten 60 Prozent der Arbeit, erhalten aber nur 10 Prozent des Lohnes. Noch bis ins zwanzigste Jahrhundert wurde ihnen in Europa das aktive und passive Wahlrecht vorenthalten. Frauen sind in der Majorität und lassen sich von der männlichen Minderheit beherrschen. Warum? Was ist los mit den Frauen? Warum wehren sie sich nicht? Wollen sie nicht? Können sie nicht? Oder sind sie mit ihrem Schicksal womöglich zufrieden?
Würde einem Mann eine so unterprivilegierte Rolle aufgezwungen, wären Streiks, Aufruhr, ja sogar blutige Putschs die unweigerliche Folge. Diese Rebellion würde bei demokratisch Gesinnten durchwegs Verständnis finden: Es widerspricht einfach dem normalen Rechtsempfinden, wenn Menschen nur wegen ihrer Geschlechtszugehörigkeit benachteiligt werden.
Bis heute blieb so ein entschlossener Widerstand der Frauen gegen ihre Diskriminierung aus. Die Frauenrechtsbewegung ist nach wie vor eine Randerscheinung. Nichts deutet darauf hin, daß ihr Einfluß im nächsten Jahrtausend zunehmen wird. Schauen Sie sich doch einmal um: Wo sind denn die Powerfrauen, die in Zeitgeist-Medien hochgejubelt werden? Wo sind die erfolgreichen Karrierefrauen in den Chefetagen? Nicht nur in der Politik, auch in der Wirtschaft sind die begehrten Jobs weiterhin den Männern vorbehalten. Im Alltag gibt es nicht coole Karrieristinnen, sondern gestreßte Frauen, die unter der Doppel- und Dreifachbelastung stöhnen. Sie hetzen von ihrer schlechtbezahl-

ten Arbeit zum Kindergarten, quälen sich durch überfüllte Supermärkte und leisten dann am heimischen Herd weitere Frondienste.

Kein Wunder also, daß sich die sexuelle Kraft nicht bei allen Frauen voll entfaltet. Immerhin klagt jede vierte Frau über Orgasmusstörungen.

In Anbetracht der Selbstverständlichkeit, mit der die Unterdrückung der Frau erfolgt, bleibt ein Faktum oft unberücksichtigt: Die Frau »wird« nämlich nicht nur vom Mann ausgebeutet, sie »läßt« sich auch ausbeuten – ökonomisch, psychisch und sexuell. Zumindest in unserem Kulturkreis stünde es ja in ihrer Macht, schon bei der nächsten Wahl die politischen Verhältnisse zu ihren Gunsten zu verändern. Doch von einer Solidarität unter den Frauen, die ja die Voraussetzung für eine solche Änderung wäre, ist weit und breit noch nichts zu bemerken. Nicht nur bei Wahlen bevorzugt die überwiegende Mehrheit der Wählerinnen nach wie vor männliche Kandidaten. Auch wenn es um Vorgesetzte geht, haben viele Frauen lieber einen Mann als Chef. So wollen 34,2 Prozent explizit nicht unter einer weiblichen Vorgesetzten arbeiten.

Da stellt sich natürlich die Frage, warum die Solidarität mit den Geschlechtsgenossinnen ausbleibt. Frauen lassen sich lieber mit einer von einem männlichen Politiker halbherzig zugestandenen Quotenregelung abspeisen, anstatt Frauensolidarität zu üben und Repräsentantinnen ins Parlament zu wählen. Welche Motive stecken da dahinter? Was veranlaßt Frauen dazu, sich resignierend und protestierend mit der Rolle der Unterdrückten abzufinden, anstatt das ungleiche Machtverhältnis zwischen den Geschlechtern aktiv mit Taten zu verändern? Manche Anthropologen interpretieren diese Verhaltensweisen mit der »welthistorischen Niederlage«, die Frauen in grauer Vorzeit erlebt haben sollen. Was aber waren die tieferen Ursachen dieser sozialen, politischen und letztlich auch sexuellen Unterwerfung? Warum gelang es der Frau bis heute nicht, sich aus dem Joch der Unterdrückung zu befreien?

Wir haben schon in früheren Arbeiten[1] die Auffassung vertreten, daß der gesellschaftliche Machtverlust der Frau eine Konsequenz der Erkenntnis gewesen sei, daß nicht eine geheimnisvolle Zeugungskraft, sondern der Mann die Fortpflanzung ermöglicht. Für urzeitliche Verhältnisse war diese Einsicht folgenschwer.

Zahlreiche Fundstücke aus der Frühzeit des Menschen lassen vermuten, daß die Frau bis zu diesem Zeitpunkt nicht nur gesellschaftliches Ansehen hatte. Ihr Körper und ihre geheimnisvolle Fähigkeit zu gebären standen sogar im Mittelpunkt der religiösen Anbetung. Reste dieser untergegangenen Urreligionen sind sogar im Christentum im Mythos von der jungfräulichen Empfängnis Marias zu finden. Nicht Marias Mann Josef, sondern die Schöpfungskraft Gottes (in den älteren Urreligionen war es noch das Totem) ist für die Zeugung ihres Sohnes Jesus verantwortlich.

In der Urzeit war eine derartige Vorstellung vom Zeugungsakt vermutlich nichts Besonderes. Erst als die Menschen den Zusammenhang zwischen Geschlechtsverkehr und Fortpflanzung erkannten, wurde die ältere, magische Vorstellung vom Zeugungsakt zu einem Symbol für die göttliche Abstammung eines auserwählten Menschen. Solange die Beteiligung des Mannes am Zeugungsvorgang noch nicht bewußt war, ließen natürliche Vorgänge wie der Menstruationszyklus, die Schwangerschaft und die Geburt nur magische Deutungen zu. Jenes Geschlecht, das im Besitz der magischen Kraft war, Leben hervorzubringen und zu erhalten, mußte zwangsläufig eine gesellschaftliche Machtposition eingenommen haben. Ab dem Zeitpunkt, als das Wissen den ursprünglichen Glauben an die magische Potenz der Frau ersetzte, muß sich das Machtverhältnis zwi-

schen den Geschlechtern schlagartig und nachhaltig geändert haben. Sobald sich der Mann seiner Bedeutung für die Fortpflanzung bewußt war, begann er vermutlich, seine Macht gegenüber der Frau skrupellos auszunützen.
Diese Macht beruht im wesentlichen auf zwei Fakten: auf seiner körperlichen Überlegenheit und auf der unterschiedlichen Geschlechtsanatomie. Die körperliche Überlegenheit des Mannes ist die Basis dafür, daß ein Mann eine Frau jederzeit unterwerfen kann. Die unterschiedliche Geschlechtsanatomie ermöglicht es ihm, eine Frau gegebenenfalls auch mit Gewalt »zu nehmen« – schließlich hat er das eindringende Sexualorgan.
Im Gegensatz zum weiblichen Tier kann sich die Frau einem ungewollten Koitus wegen der Möglichkeit der Rükkenlage nicht einmal durch eine andere Körperhaltung entziehen. Die Verschiebung im Kräfteparallelogramm der Geschlechter war also die Voraussetzung für die Entmachtung der Frau. Von nun an war sie ein Teil des männlichen Besitzes und konnte wie ein Stück Vieh erworben und verkauft werden. Aus der einstigen Göttin wurde ein billiges Arbeitstier und Lustobjekt, ein fruchtbares Gefäß für den »göttlichen« Samen des Mannes.
Aber wie hätte sich die Frau aufgrund ihrer körperlichen Unterlegenheit gegen die beginnende Versklavung wehren sollen? Es gab für sie keine Möglichkeit, ihrem Schicksal zu entrinnen.
Erst heute stehen der Frau in den westlichen Industrienationen zum ersten Mal wirkungsvolle Möglichkeiten zur Verfügung, ihre »welthistorische Niederlage« zu überwinden. Die Chancen, die sich für die Frauen daraus ergeben, haben sie aber noch viel zu wenig genutzt. Wir vermuten, daß dafür nicht nur gesellschaftliche, sondern auch psychologische Faktoren verantwortlich sind. Denn anders als beim Mann lassen sich in der psychosexuellen Entwicklung

der Frau drei narzißtische Kränkungen nachweisen, die mit der Natur des weiblichen Wesens eng verbunden sind.
Ein weibliches Kind muß schon früh im Leben anerkennen, daß es sein erstes Liebesobjekt, die Mutter, nicht auf Dauer behalten kann. Die Frau ist dem Mann körperlich unterlegen und kann aufgrund ihres aufnehmenden Sexualorgans von ihm auch gegen ihren Willen »genommen« werden. Umgekehrt aber steht ihr diese Möglichkeit der direkten sexuellen Machtausübung nicht zur Verfügung.

Die erste Liebe einer Frau

Viel früher als man glauben möchte, nämlich zwischen dem ersten und zweiten Lebensjahr, beginnen Kinder allmählich zu erkennen, daß es zwei Geschlechter gibt: Mama und Papa. Die Mama ist eine Frau. Sie ist mit dem Papa verheiratet, und der Papa ist ein Mann.
Diese Erkenntnis hat Konsequenzen. Sie macht dem kleinen Mädchen bewußt, daß es von der Paarbildung mit der Mutter, die ja auch seine erste Liebe ist, für immer ausgeschlossen bleibt, weil es dem vermeintlich falschen Geschlecht angehört. Nachdem eine Tochter wie die Mutter weiblich ist, kann sie sich nicht einmal mit der Vorstellung trösten, daß sie die Mami, wenn nicht gleich, so doch später, wenn sie groß ist, heiraten wird. Früher als das männliche Kind muß sie anerkennen, daß die geliebte Mutter für sie unerreichbar ist, und ihre Liebessehnsucht allmählich auf den Vater übertragen. Der aber ist, wie schon Freud treffend festgestellt hat, nur die zweite Wahl. Diese frühe Liebeskränkung ruft bei einem Mädchen dieselben Gefühle hervor wie bei einer erwachsenen Frau, die unglücklich verliebt ist. Die Liebe zur Mutter kann vorübergehend in Enttäuschung, Eifersucht und Haß umschlagen. Viele Au-

toren weisen darauf hin, daß kleine Mädchen im Alter von zwei bis drei Jahren ihren Müttern tatsächlich häufig grollen, weil diese sie als Mädchen und nicht als Bub zur Welt gebracht haben. Die Mutter ist »schuld«, daß das weibliche Kind nicht bei ihr bleiben kann.

Wegen ihrer ambivalenten Gefühle gelingt es Töchtern oft nur schwer, sich innerlich von der Mutter trennen. Wenn die Ablösung mißlingt, kommt es in vielen Fällen zur Ausbildung einer, meist depressiv gefärbten, infantilen Abhängigkeitshaltung. Gegenüber dem »privilegierten« männlichen Geschlecht, das sich mit der Mutter vereinigen kann, werden sich zwangsläufig Gefühle der Benachteiligung und Neid einstellen. Das von der Mutter enttäuschte kleine Mädchen wendet sich schließlich dem Vater zu, und die einstige Geliebte wird zur Rivalin. Alle späteren Beziehungen zwischen Frauen sind von dieser ersten, tiefgreifenden Ambivalenz durchsetzt.

Kein Wunder also, daß so viele Frauen die mangelnde Solidarität untereinander beklagen. Natürlich bleibt diese erste schwere Liebesenttäuschung auch für das Liebesleben der erwachsenen Frau nicht ohne Folgen. Mit den psychologischen Konsequenzen dieses frühen Wechsels des Liebesobjektes setzen wir uns später noch genauer auseinander.

Die Enttäuschung der ersten Liebe ist nur eine der narzißtischen Kränkungen, die eine Frau im Laufe ihrer Entwicklung bewältigen muß. Die anderen Kränkungen wiegen nicht weniger schwer ...

Stellen Sie sich vor, Sie befinden sich mit einer körperlich wesentlich stärkeren Person im selben Raum. Diese Person hindert Sie daran, hinauszugehen. Egal, wie Sie es auch anstellen, Sie kommen an Ihrem Widersacher nicht vorbei. Sie versuchen es mit Gewalt, aber ohne Erfolg. Sie schreien um Hilfe, aber niemand hört Sie. Sie schlagen wütend auf

Ihr Gegenüber ein, doch Sie werden nur ausgelacht. Wie würden Sie sich in dieser Situation fühlen? Haßerfüllt? Verzweifelt? Ohnmächtig? Eine ähnliche Situation erlebte Marlies mit ihrem zwei Jahre älteren Bruder Jochen. Ihre Mutter war gerade einkaufen, und Jochen mußte auf seine jüngere Schwester aufpassen. Als Marlies auf die Toilette wollte, versperrte er ihr den Weg. Einfach so, um sie zu necken. Was wie ein Spaß begann, entwickelte sich schnell zu einem beinharten Machtkampf. Je wütender Marlies wurde, um so weniger zeigte sich Jochen bereit, sie durchzulassen. Außer sich vor Wut, begann sie, auf den Älteren einzudreschen. Aber Jochen lachte nur und hielt Marlies an den Armen fest. Erst als sie bitterlich weinte, gab er nach. Heute ist Marlies eine erwachsene Frau, doch diesen Vorfall hat sie nicht vergessen. Urplötzlich wurde ihr damals ihre körperliche Unterlegenheit bewußt: Nie würde sie sich gegen einen Mann körperlich durchsetzen können. Nie, nicht einmal später, wenn sie groß ist.
Lisbeth erging es nicht besser. Ihr Bruder kitzelte sie immer wieder, gleichgültig ob sie es wollte oder nicht. Am schlimmsten war, daß er nicht aufhörte, wenn es ihr schon zuviel war. Wie Marlies hatte auch Lisbeth dem Bruder körperlich nichts entgegenzusetzen. Was sie fühlte, war ohnmächtige Wut, die ihr die Tränen in die Augen trieb. Lisbeth erinnert sich heute an diese Szenen so, als wären sie gestern passiert. An Marlies und Lisbeth sind diese Erlebnisse nicht spurlos vorübergegangen. Auf der bewußten Ebene haben sie mittlerweile gelernt, Männer mit subtiler Verführung und Überredungskunst soweit zu manipulieren, daß sie ihren Wünschen Rechnung tragen. Aber im Unbewußten leben die alten Rachewünsche fort. Frauen haben im Alltag und in der Sexualität genügend Möglichkeiten, um ihre Rachewünsche zu stillen.
Seit jeher befinden sich Frauen in dem Dilemma, Männer

für ihre Ziele gewinnen zu müssen, weil sie aufgrund ihrer körperlichen Unterlegenheit ihren Willen nicht direkt durchsetzen können. Denken Sie dabei nicht nur an unsere Zivilisation, wo diese Zusammenhänge viel verschleierter sind. Denken Sie an unsere urzeitlichen Vorfahren. Welche Aussicht hatten die Frauen damals, ihre Absichten gegen den Widerstand ihrer männlichen Artgenossen durchzusetzen? Mit welchen Mitteln hätten sie sich nach dem »Sturz der Göttin« gegen die Versklavung im beginnenden Patriarchat zur Wehr setzen sollen? Dieses Gefühl der Abhängigkeit, Ohnmacht und Unterlegenheit prägt die psychosexuelle Identität der Frau bis zum heutigen Tag.

Warum Frauen von Männern abhängig sind

Wenn wir Macht als die Möglichkeit definieren, Wünsche aus eigener Kraft zu befriedigen, läßt sich leicht erkennen, daß die Frau zu keiner Zeit in der Lage war, auf einen Mann direkt Macht auszuüben. Eine wirkliche Gleichstellung zwischen Mann und Frau ist erst dann möglich, wenn der Mann freiwillig und dauerhaft auf den Gebrauch seiner biologischen Machtmöglichkeiten verzichtet. Ein solcher Verzicht kann nur auf Einsicht und Vernunft gründen.

Wenn sich an der geistigen und emotionalen Einstellung des Mannes nichts ändert, sind die demokratischen Menschenrechte, auf die sich eine Frau in unserem Kulturkreis berufen kann, kein wirklicher Schutz. Gerade die Geschichte des zwanzigsten Jahrhunderts zeigt, wie schnell sich das Blatt wenden kann und Frauen in männlich-chauvinistisch orientierten Diktaturen wieder offen und brutal diskriminiert werden.

Der Aufstieg rechtsgerichteter Macho-Populisten überall in

Europa läßt für die zukünftige Entwicklung der Emanzipationsmöglichkeiten nichts Gutes vermuten. Es ist kein Zufall, daß diese Demagogen mit ihrer primitiven politischen Agitation in erster Linie Männer ansprechen, die sich kastriert fühlen und sich schon deswegen vehement gegen die Gleichstellung der Frau wenden. Diese Männer unterwerfen sich aus dem Gefühl ihrer Kastration heraus dem »großen Führer« geradezu mit Inbrunst. Oft geht ihre Liebe zu diesem idealisierten Mann sogar so weit, daß sie sich von ihm in aller Öffentlichkeit, sogar vor den Augen ihrer Frau, der Lächerlichkeit preisgeben und demütigen lassen.

Doch selbst wenn der Idealzustand eines gleichberechtigten Verhältnisses zwischen Mann und Frau erreichbar wäre, ist es für die Identitätsbildung eines Individuums nicht unerheblich, welchem Geschlecht es angehört: Dem männlichen, in dessen Macht es steht, zu verzichten? Oder dem weiblichen, das auf den Verzicht angewiesen ist? Almosen zu geben ist – vom narzißtischen Standpunkt aus – immer leichter, als Almosen zu nehmen. Jemand, der hat, was ein anderer braucht, fühlt sich allein schon deswegen oft überlegen. Bedürftigkeit wird von den meisten als beschämende Schwäche wahrgenommen.

Angesichts dieser biologischen Ungleichheit liegt es nahe, daß auch Frauen sich im Unbewußten für ihre körperliche Schwäche schämen. Für das stärkere, männliche Geschlecht werden sie daher nicht nur Bewunderung und sexuelles Begehren empfinden, sondern heimlich auch Neidgefühle und Rachewünsche. Jede Beziehung zwischen Frau und Mann muß schon aufgrund der ungleichen körperlichen Voraussetzungen von einer tiefgreifenden Ambivalenz bestimmt sein. Zum Glück merken wir im Alltag nicht allzuviel davon: Die destruktiven Anteile dieses widersprüchlichen Verhaltens werden im Normalfall verdrängt. Aber wie eng die unterdrückten, feindseligen Regungen mit der weiblichen Sexualität und bestimmten Formen der Orgasmusstörung verflochten sein können, werden Sie bald erkennen. Wir gehen davon aus, daß das Wissen um die körperliche Unterlegenheit das sexuelle Rollenbild der Frau beeinflußt. Vor allem dann, wenn sich eine Frau am männlichen Maßstab mißt, wird sie sich als »kastriert« und »minderwertig« erleben. Oder aber ein Leben lang mit dem männlichen Geschlecht rivalisieren, um zu beweisen, daß sie doch nicht die Schwächere ist.

Der Mann ist der Frau aber nicht nur kräftemäßig überlegen, er verfügt auch über das eindringende Sexualorgan. Diese Fakten bedeuten, daß er in letzter Konsequenz nicht auf die Zustimmung der Frau zum Geschlechtsverkehr angewiesen ist. Der Frau fehlt die Macht, ihre sexuellen Wünsche gegen den Willen des Mannes durchzusetzen. Vom Standpunkt der Evolution aus betrachtet, ist das durchaus sinnvoll. Nur dann, wenn das körperlich stärkere Geschlecht auch über das eindringende Sexualorgan verfügt, ist die Fortpflanzung der Art gesichert. Doch für die psychosexuelle Identität der Frau ist diese biologische Ausgangslage alles andere als vorteilhaft – sie verstärkt ihr Gefühl der Ohnmacht und Abhängigkeit. Beim Sex ist eine Frau ja nicht nur davon abhängig, ob ein Mann will, sondern auch davon, ob er kann, wie lange er kann und wie er überhaupt Sex praktiziert.

Aufgrund dieser Voraussetzungen hat ein Mann natürlich auch die Möglichkeit, seine sexuellen Wünsche gegen die Interessen einer Frau durchzusetzen. Wenn ein Mann einer Frau auf einer Party sexuelle Avancen macht und abblitzt, hat das weiter keine Konsequenzen für die Frau. Aber was wäre, wenn sich derselbe Vorfall auf einer einsamen, unbewohnten Insel abspielt, auf die es die beiden z. B. nach einer Schiffskatastrophe verschlagen hat?

Nehmen wir an, diese Frau und dieser Mann wären die einzigen Überlebenden und ihre Chancen auf eine Rückkehr in die Zivilisation gleich Null. Wie glauben Sie, würde die Geschichte unter diesen Bedingungen ausgehen? Vermutlich würde der Mann die Frau, wenn sie nicht einwilligt, einfach zum Beischlaf nötigen.
Wie aber würde der Fall aussehen, wenn sie Lust hat und er sich verweigert? Selbst dann, wenn es ihr gelingen sollte, ihn körperlich zu unterwerfen, müßte sie ihn danach verführen und darauf hoffen, daß er sexuell erregt wird. Bleibt seine Erektion aus, muß auch sie auf ihre Befriedigung verzichten. Welches andere Gefühl sollte eine Frau in einer Situation, wie wir sie beschrieben haben, empfinden, wenn nicht hilflose Wut und Neid?
Natürlich hat unser Beispiel einen gewaltigen Haken. Im Alltag ist es so gut wie ausgeschlossen, daß ein Mann und eine Frau einander im sozial »luftleeren« Raum begegnen. Das Machtverhältnis zwischen Mann und Frau ändert sich sofort, sobald ein weiterer Mann hinzukommt. In diesem Fall würde die Rivalität, die unweigerlich zwischen den Männern entstünde, das Machtgefälle zwischen Mann und Frau ausgleichen. Die Frau könnte die Rivalität zwischen den beiden zum Beispiel so nutzen, daß sie den einen gegen den anderen ausspielt.

Das Geheimnis des Penisneides

Selbst die Aussicht, diese biologische Ungleichheit später sozial ausgleichen zu können, ändert nichts an dem archaischen Gefühl der Benachteiligung, das jede Frau im Laufe ihrer psychosexuellen Entwicklung einmal erlebt. Vereinfacht ausgedrückt, handelt es sich dabei um die Tatsache, daß ein sexuell erregter Mann rein biologisch jederzeit in die Frau eindringen und sie »in Besitz nehmen« kann. Die Frau muß in sich eindringen lassen und ertragen, daß sie genommen wird. Oft genug gegen ihren Willen.

Eine Frau hat nur die Möglichkeit, einen Mann für den Geschlechtsakt zu gewinnen. Nichts anderes als diese simple Wahrheit beschreibt das psychoanalytische Konstrukt vom Penisneid. Wie alle Menschen, die sich benachteiligt fühlen oder tatsächlich benachteiligt sind, entwickeln natürlich auch Frauen Neidgefühle gegenüber dem sexuell privilegierten männlichen Geschlecht. Der Wunsch nach einem männlichen Sexualorgan und die Enttäuschung über sein Fehlen wird von Mädchen im Kindesalter noch ganz ungeniert geäußert. Wie sehr das Wissen um die körperliche Unterlegenheit mit dem Gefühl einer sexuellen Kastration einhergeht, läßt sich auch leicht anhand alter Mythen und Sagen belegen.

Welche Schlußfolgerungen ergeben sich aus dem ungleichen Verhältnis zwischen den Geschlechtern für die sexuelle Kraft der Frau? Die männliche Kraft ist mit einer impulsiven Stoßkraft zu vergleichen. Die sexuelle Kraft der Frau entspricht mehr einer Anziehungskraft. Männer, die dem Zauber der weiblichen Anziehungskraft unterliegen, unterwerfen sich freiwillig.

Das orale Paradies

Hauptsache, ein Junge

Ein bekannter alpiner Skirennläufer antwortete wenige Tage vor der Geburt seines ersten Kindes auf die Frage eines Reporters, ob er sich einen Buben oder ein Mädchen wünsche, mit dem zünftigen Sager: »Das Geschlecht is' mir ganz egal, Hauptsach', es is' g'sund und a Bua.« Diese Kostprobe alpenländischen Humors spiegelt die Geringschätzung wider, die der Mann seit der Entstehung des Patriarchats dem weiblichen Geschlecht entgegenbringt. Die frauenverachtende Grundhaltung, die sich hinter diesem Witz verbirgt, liegt praktisch allen Rechtsordnungen zugrunde, die im Laufe der Jahrtausende unter dem Einfluß des Patriarchats entstanden sind.

Schon in den frühesten Kulturen wurde Ehebruch von Frauen z. B. nicht nach dem Sittengesetz, sondern nach dem Eigentumsrecht geahndet. Im alten China war der Mord an weiblichen Säuglingen praktisch straffrei. In der katholischen Kirche stritt man lange darüber, ob die Frau überhaupt eine Seele hätte.

Die Minderwertigkeit des weiblichen Geschlechtes scheint für den Mann zu allen Zeiten etwas so Selbstverständliches, Gottgewolltes gewesen zu sein, daß die Unterdrückung und Ausbeutung der Frau ihm kaum größere Schuldgefühle verursacht haben dürfte. Ein Vater, der im alten China seine neugeborene Tochter ertränkte, wird dabei wohl nicht mehr empfunden haben wie beim Ersäufen einer Katze. Was aber mag in den Müttern vorgegangen sein, die zusehen mußten, wie ihr Kind getötet wurde, nur weil es – wie sie selbst – weiblich war? Wie konnten sie mit diesem ungeheuren Dilemma fertig werden: Hier die Liebe zum Mann, dort die Liebe zum Kind? Oder stellte sich dieses Problem für sie erst gar nicht? Möglicherweise hatte die Liebe zwischen Mann und Frau, Eltern und Kindern damals noch keinen so hohen Stellenwert wie heute.

Unter Umständen waren Frauen auch davon überzeugt, daß weibliche Säuglinge lebensunwerte Kreaturen seien, unnütze Esser, die am besten wie Ungeziefer vertilgt gehörten. Vielleicht empfanden sie es als Gnade ihrer Väter, daß diese sie am Leben ließen? Wie auch immer Frauen im frühen Patriarchat diesen Konflikt gelöst haben mögen, ihr weibliches Selbstverständnis konnte davon nicht unberührt bleiben. Es liegt nahe, daß die Geringschätzung und Verachtung des Weiblichen, die praktisch allen gegenwärtigen Gesellschaftsordnungen zugrundeliegt, von Frauen zwangsläufig übernommen wurde.

Es ist ein bekanntes Phänomen, daß Menschen, die sich für vermeintliche oder tatsächliche Schwächen verachten und minderwertig fühlen, dazu neigen, diese Merkmale bei anderen um so heftiger anzuprangern. Vielleicht wollen sie sich auf diese Weise ein wenig überlegen fühlen. Eine Trinkerin empörte sich über ihre Freundin: »Mit der kann man ja nicht weggehen, die säuft ja!«

Eine andere Patientin, Nina, erinnert sich an einen Sonntagsausflug, den sie als neunjähriges Mädchen gemeinsam mit ihrer Familie gemacht hatte. Der Vater chauffierte das neue Auto, den ganzen Stolz der Familie. Die Mutter, die keinen Führerschein hatte, saß neben ihm. Als sie in einen Kreisverkehr einbogen, wurden sie nach Ansicht der Mutter von einem anderen Auto vorschriftswidrig geschnitten. Die Mutter war wegen des vermeintlichen Unrechts völlig aufgebracht. Als sie auch noch merkte, daß der andere Wagen von einer Frau gelenkt wurde, schrie sie wütend: »Schon wieder so ein blödes Weib am Steuer!«

Sie können sich die Verwirrung vorstellen, die dieser Wutausbruch bei Nina auslöste. Was meinte die Mutter damit? War sie etwa keine Frau, daß sie sich so gemein und abfällig über eine andere äußern konnte? Fuhren Frauen schlechter Auto als Männer? Hatte sie sich im späteren Leben mit der Beifahrerrolle zu begnügen, um nur ja nicht den Zorn der Mutter auf sich zu lenken?

Intuitiv deutete Nina diesen Vorfall richtig: Die Mutter verhielt sich in dieser Situation wie ein Mann, um sich so vor der gefürchteten Aggression des Vaters zu schützen. Sie entrüstete sich sozusagen im vorauseilenden Gehorsam über »das blöde Weib am Steuer«, um den Ehemann auf diese Weise zu besänftigen. In der Psychoanalyse wird dieses Verhalten als Identifikation mit dem Aggressor bezeichnet. Es handelt sich dabei um einen Vorgang, bei dem sich ein Mensch aus Angst vor einem aggressiven Angriff einem anderen – dem Aggressor – angleicht oder aber bestimmte Einstellungen von ihm übernimmt, um nicht selbst zur Zielscheibe von dessen Aggression zu werden.[2]

Wie häufig im Patriarchat die Angst vor dem Mann zur Identifikation der Frau mit dem männlichen Aggressor führt, läßt sich allein schon aus der Tatsache ableiten, daß die Verstümmelungen am weiblichen Genitale, die weltweit heute noch üblich sind, vorwiegend von (alten) Frauen durchgeführt werden. Aber da war noch etwas, was in der wütenden Reaktion der Mutter mitschwang. Nina spürte auch den Neid, den die Mutter für die Frau im Nebenauto empfand. Schließlich saß die andere ja selbst hinter dem Steuer, während sie den Vorfall nur aus der Sicht der führerscheinlosen Beifahrerin kommentieren konnte. Diese Frau verfügte über eine Potenz, die der Mutter fehlte, weswegen sie sich unterlegen fühlte. Völlig beherrscht von dem Gedanken: »Was ich nicht habe, sollst du auch nicht haben«, konnte sie gar nicht anders, als ihre Rivalin in Grund und Boden zu verdammen.

Mutter und Tochter – eine unglückliche Liebe

Natürlich fragte sich Nina damals, wie ihre Mutter wohl auf sie reagieren würde, wenn sich später einmal die Frage »Lenken« oder »Beifahren« stellte. Unweigerlich mußte sie an das Märchen vom Schneewittchen denken, in dem die mißgünstige Königin ihre Stieftochter töten wollte, nur weil diese schöner war. Nina begann dunkel zu ahnen, daß es problematisch sei, im Leben zu sehr auf weibliche Solidarität zu bauen.

Daß im Patriarchat nicht einmal zum Zeitpunkt der Geburt Gleichwertigkeit zwischen den Geschlechtern besteht, zeigt nicht nur die grausame Rechtsordnung im alten China. Auch Mütter von heute reagieren auf die Geburt eines Sohnes oft anders als auf die einer Tochter. Diese Ambivalenz überschattet von Beginn an die Mutter-Tochter-Beziehung. Eine Frau, die einem Sohn das Leben schenkt, sonnt sich meist in der Anerkennung ihrer Umgebung. Die Geburt einer Tochter (vor allem, wenn es sich um eine Erstgeburt handelt) löst bei vielen Frauen – trotz aller auf Emanzipation gerichteten Aufklärungsarbeit – im Unbewußten nach wie vor oft Enttäuschung und das Gefühl aus, versagt zu haben. Es ist daher kein Zufall, daß weibliche Kinder kürzer gestillt und früher zur Sauberkeit angehalten werden als männliche.

Außer der offensichtlichen Geringschätzung des Weiblichen im Patriarchat, mit der sich viele Frauen identifiziert haben, liegen dieser unterschiedlichen Behandlung von Töchtern und Söhnen aber auch andere Motive zugrunde. Nachdem für beide Geschlechter das erste Liebesobjekt die Mutter, also eine Frau ist, beginnt das Liebesleben eines Knaben heterosexuell, das eines Mädchens homosexuell. Aus der Sicht der Frau bringt sie mit einem männlichen Kind ihren potentiellen Liebhaber zur Welt. Mit der Geburt eines weiblichen Kindes schenkt sie ihrer späteren Rivalin das Leben. Es ist naheliegend, daß aufgrund der latenten Rivalität die Mutter-Tochter-Beziehung ein höheres Konfliktpotential in sich birgt. Sie bringt sämtliche Voraussetzungen mit, die für ein späteres Drama benötigt werden.

Die Unterschiede im frühkindlichen Pflegeverhalten wiegen um so schwerer, als der Verlauf dieser ersten Lebensphase für die psychosexuelle Entwicklung eines Menschen von größter Bedeutung ist. Schließlich wird in diesem Lebensabschnitt der Grundstein für das Selbstvertrauen und die Kontaktsicherheit im Umgang mit anderen gelegt.

In der Interaktion mit der Mutter bilden sich die ersten Kommunikationsmuster, irreversible Strukturen, vergleichbar mit dem Fundament eines Hauses. Diese frühkindliche Prägung gibt weitgehend die Möglichkeiten und Grenzen der späteren Entwicklung vor. Natürlich ist sie auch für die Ausrichtung des erwachsenen Sexuallebens nicht bedeutungslos.

Die Mutter-Kind-Beziehung ist in diesem frühen Lebensstadium noch sehr einseitig ausgerichtet: Der Säugling ist bedürftig und verlangt. Die Aufgabe der Mutter ist es, diese Signale richtig zu verstehen und seine Bedürfnisse zu stillen. Die Regulation des inneren Gleichgewichtes eines Säuglings hängt somit fast zur Gänze vom Einfühlungsvermögen der Mutter ab, auf das Reizangebot des Kindes mit dem richtigen, spannungsvermindernden Antwortmuster zu reagieren. Die Fähigkeit zu bemuttern wird natürlich stark von den lebensgeschichtlichen Erfahrungen einer Frau beeinflußt. Je nachdem, wie sie selbst Mütterlichkeit erfahren hat, wird sie mehr oder weniger gut auf die Bedürfnisse ihres Kindes eingehen können.

Auch eine Frau, die Probleme mit ihrer Weiblichkeit hat, wird mit ziemlicher Sicherheit auf ein weibliches Kind ablehnender reagieren als auf ein männliches. Je nachdem wie ein Mädchen die Bemutterung erfahren hat, wird es mehr oder weniger gut fähig sein, zu einer unabhängigen, selbständigen Frau heranzureifen. Übermäßige »orale« Versagungen können ein Kind genauso an die Befriedigungsmuster dieser Entwicklungsstufe fixieren wie neurotische Verzärtelung und überfürsorgliches Verhalten.

Ein befriedigender Verlauf der oralen Entwicklungsphase führt zu Selbstvertrauen und Optimismus. Oral frustrierte Menschen hingegen sind oft neidisch und pessimistisch. Sie machen sich in Beziehungen leicht abhängig, ohne wirkliche Nähe zuzulassen. Mit Spannungen und Enttäuschungen werden sie nur schwer fertig. Sie können nicht warten und ihre Gier kaum unter Kontrolle halten.

Warum die Mutterbeziehung Bedeutung für das sexuelle Erleben hat

Ein hinlänglich befriedigender Verlauf der ersten Lebensphase führt nicht nur zur Verinnerlichung der positiven mütterlichen Qualitäten, sondern auch zur Ausbildung einer positiven Mutterimago. Vielleicht werden Sie sich jetzt fragen, was Sie sich unter dem seltsamen Begriff »Imago« vorstellen sollen.

»Imago« kommt aus dem Lateinischen und läßt sich am besten mit »Bild« übersetzen. In der Psychologie geht es um das Bild, das jemand von einem oder mehreren Menschen oder einer Sache hat. In vieler Hinsicht ähnelt die Imago einem Vorurteil, das nur in unserer Vorstellung existiert und von der Realität unberührt bleibt. Wie Sie wissen, ist es kaum möglich, Vorurteile durch Sachargumente zu entkräften. Eine Beziehung ist dann imaginär, wenn sie nur in der Phantasie besteht, aber nicht wirklich ist.

Der Begriff »Imago« wurde ursprünglich von C. G. Jung in die Psychoanalyse eingeführt. Er verstand darunter die unbewußte kreative Verarbeitung von Wahrnehmungen auf der Grundlage bereits bestehender archaischer Vorbilder. Diese Urbilder bezeichnete Jung als »Archetypen«, die im Laufe der menschlichen Entwicklung entstanden sind. Heute geht man aber eher davon aus, daß die Imago von

den ersten, realen und phantasierten, Beziehungen zur Außenwelt gebildet wird. Die Psychoanalyse unterscheidet hier zwischen Vater-, Mutter- und Geschwisterimagines, die sich in der familiären Umgebung herstellen.
Die ersten »imaginierten« Bilder, von denen sich alle späteren Objekt- und Beziehungsvorstellungen ableiten, entstehen in der symbiotischen Beziehung zur Mutter. Sie sind phantasievolle Abbildungen der nährenden, Geborgenheit spendenden, anwesenden Mutter. Oder es wird das Bild der abwesenden, sich verweigernden, »bösen« Mutter im Inneren gespeichert. Diese beiden Gefühlszustände können als Vorbild für die Himmel-Hölle-Dualität gewertet werden. Der gesättigte Zustand absoluter Bedürfnis- und Spannungslosigkeit wäre die Metapher für das Paradies. Die ungestillte Begierde und Einsamkeit im Hunger der Archetyp für die ewige Verdammnis.
Wie es bei schöpferischen Produktionen üblich ist, wird das Vorbild nie vollkommen naturgetreu abgebildet. Oft haben diese inneren Bilder nur mehr eine vage Übereinstimmung mit dem Original. Bei der Imago handelt es sich daher nicht bloß um eine verinnerlichte Abbildung eines äußeren Objektes, sondern um eine neu hergestellte Schöpfung desselben in der inneren Welt. So kann zum Beispiel die phantasierte Beziehung zur Mutter völlig von der wirklichen abweichen, die Imago der bösen Mutter – im Märchen die Stiefmutter oder Hexe – mit einer in der Realität unauffälligen Mutter übereinstimmen.
Das imaginierte Bezugssystem befindet sich in einer ständigen Wechselwirkung mit der realen Außenwelt. Wie Sie die Vorgänge in der äußeren Welt deuten, hängt nicht zuletzt von den schon existierenden Bildern Ihrer inneren Welt ab. Sämtliche Beziehungen, die wir im späteren Leben aufbauen, sind daher immer eine Mischung aus Realität und Phantasie. Je stärker die phantasierte Beziehung von der

realen abweicht, um so größer ist die Wahrscheinlichkeit, daß es im weiteren Verlauf zu einer Desillusionierung kommt.

Die »imaginierte« Beziehung zur Mutter sowie das verinnerlichte »Bild« der Mutter scheinen eine fundamentale Bedingung für die Entwicklung der Femininität zu sein. Frauen mit einem negativen Mutterbild wird es nur schwer gelingen, zu einer positiven Bewertung ihrer Weiblichkeit zu gelangen. Darüber hinaus vermuten wir aber auch, daß in der gefühlsmäßigen Besetzung des Mutterbildes eine wesentliche Voraussetzung für die sexuelle Genußfähigkeit der erwachsenen Frau besteht. Eine Frau, die gelernt hat, sich in den Armen ihrer Mutter gefahrlos fallenzulassen, die in der erfahrenen Bemutterung nur selten traumatisierenden Spannungen und Frustrationen ausgesetzt war, wird auch als Erwachsene keine Schwierigkeiten haben, sich einer sexuellen Umarmung lustvoll hinzugeben.

Die Angst vor der Hingabe

Bettina ist eine attraktive, dynamische und auch sehr erfolgreiche Frau. Sie ist eine »Karrierefrau«, die in einem Versicherungsunternehmen eine größere Abteilung leitet. Ihr Partner ist ein wertvoller, gutaussehender Mann. Nun sollte man meinen, daß eine Frau unter solchen Umständen durchwegs glücklich sein müßte. Weit gefehlt. Weder bei der Selbstbefriedigung noch beim Verkehr gelang es Bettina, zum Orgasmus zu kommen. Wenn sie ihre Freundinnen über deren Liebesglück reden hörte, fühlte sie sich wie eine Versagerin. Aus Angst, ihren Partner in seiner Männlichkeit zu kränken, spielte sie ihm beim Liebesakt einfach den Orgasmus vor. Jahrelang stöhnte, seufzte und schrie sie in seinen Armen ekstatisch, ohne so zu empfinden. Zwar stieg auch bei ihr die sexuelle Erregung zunächst einmal an, doch knapp bevor sie den Höhepunkt erreichte, riß der Lustfaden einfach ab.

Als Bettina zum ersten Mal in unser Institut kam, redete sie laut und ohne Unterlaß. Sie stellte viele Fragen, ohne die Antwort abzuwarten. Bei jeder Gelegenheit fiel sie ihrem Gegenüber ins Wort und wechselte das Thema nach Belieben. Auf diese Weise kontrollierte sie den Gesprächsverlauf. Sie konnte schwer zuhören, und Schweigepausen hielt sie so gut wie überhaupt nicht aus. Bald wurde klar, daß Bettina mit Spannungen kaum fertig werden konnte. Wann immer sie im Gespräch die Rolle der passiven Zuhörerin einnehmen sollte, stieg sie gefühlsmäßig aus. – Die Parallele zu Bettinas sexuellen Problemen läßt sich hier leicht erkennen: Sobald sie sich auf der verbalen Ebene den Worten des Analytikers »hingeben«, diese gleichsam in sich »aufnehmen« sollte, riß auch dort bei ihr der Faden. Durch hektische Aktivität versuchte Bettina die Situation unter Kontrolle zu bringen und ihre passive, zuhörende Position in Aktivität umzukehren.

Im Unbewußten fürchtete sie, sich beim Zuhören in den Worten des Analytikers zu verlieren, wenn sie sich nicht rechtzeitig abgrenzte. Dieselbe Verschmelzungsangst war auch die Ursache für ihre Orgasmusstörung. Auch beim Sex fürchtete sie, von ihren Gefühlen überflutet zu werden, sobald die sexuelle Spannung eine bestimmte Intensität erreicht hatte. Hinter dieser imaginären Bedrohung verbirgt sich die frühkindliche Angst vor der symbiotischen Vereinigung mit der Mutter und der damit verbundenen phantasierten Selbstauflösung. Weil sich Bettina unbewußt davor fürchtete, mit der Mutter zu verschmelzen, konnte sie auch beim Liebesakt nicht mit dem Partner eins werden.

Das Urvertrauen, das eine Frau in der Beziehung zur Mutter erworben hat, spielt – wie natürlich auch beim Mann –

für ihr späteres Sexualverhalten eine entscheidende Rolle. Bei der sexuellen Genußfähigkeit kommt es vor allem auf die Fähigkeit an, »loslassen« zu können und sich den sexuellen Empfindungen hinzugeben. Menschen, deren Urvertrauen nur schwach entwickelt ist, tun sich hier naturgemäß schwer.

Wenn Sie wissen wollen, wie es um Ihr eigenes Urvertrauen bestellt ist, probieren Sie ein einfaches Spiel aus der Gruppendynamik. Es heißt »Vertrauensspaziergang«. Lassen Sie sich von einem Menschen, dem Sie vertrauen, mit verbundenen Augen eine Zeitlang herumführen. Achten Sie dabei auf Ihre Empfindungen. Menschen mit stark ausgeprägtem Urvertrauen empfinden diese Übung überaus lustvoll und angenehm. Fehlendes Urvertrauen ruft eher angstvolle, unangenehme Regungen hervor. Diese Menschen fürchten, trotz der schützenden Hand des Führenden, gegen – imaginäre – Hindernisse zu stoßen, und verspannen sich bei dieser Übung in Kürze.

Wir sind überzeugt davon, daß die Mehrzahl der Sexualstörungen der Frau auf eine gestört durchlaufene orale Phase zurückzuführen ist. Natürlich ist der Verlauf dieser Lebensphase für die psychosexuelle Reifung von außerordentlicher Bedeutung.

Bemuttern statt begehren

Wie nachhaltig die in der Beziehung zur Mutter entstandenen Phantasiebilder das spätere Liebesleben prägen, zeigt sich auch am Beispiel von Ina.

Ina kam als letztes von fünf Kindern zur Welt. Sie war ein Nachzügler, ein Betriebsunfall, wie es so schön heißt. Inas Mutter war damals voll im familieneigenen Geschäft eingesetzt, konnte sich kaum um ihre Tochter kümmern und stillte sie auch schon nach wenigen Wochen ab. Ina wurde abwechselnd von ihrer Großmutter, ihrer Tante und ihren beiden älteren Schwestern betreut. In den ersten Monaten kam es wiederholt vor, daß Inas Stubenwagen irgendwo im Haus oder im Garten abgestellt wurde und es einige Zeit dauerte, bis jemand ihr Weinen hörte.

Inas Vater, ein eher gefühlsarmer, reizbarer Mann, hatte eine zeitraubende politische Funktion und für seine Tochter nur wenig Interesse. Er war nur selten zu Hause und wenn, war er froh, wenn er von seinen Kindern nichts sah und hörte.

Ina war ein ängstliches, verschlossenes Kind. Sie konnte nicht allein sein und hatte panische Angst vor der Dunkelheit. Mit fünf Jahren fing sie an, sich immer wieder zu verstecken. Es schien sie mit Genugtuung zu erfüllen, wenn sie ihre Umgebung durch ihr Verschwinden in Angst und Sorge versetzen konnte.

Ina war noch keine 16, als sie Willy, einen 37jährigen Künstler kennenlernte. Willy war ein Außenseiter, der sich für ein verkanntes Genie hielt. Diejenigen, die ihn näher kannten, sahen in ihm eine verkrachte Existenz; einen Alkoholiker, Drogen- und Medikamentenabhängigen, der seine Angehörigen skrupellos ausbeutete. Nur Ina glaubte an Willy. Wenn ihre Freunde sagten, daß er ein Schmarotzer sei, verteidigte sie ihn. Ina war überzeugt, daß Willys große Stunde noch kommen würde. Bis dahin wollte sie an seiner Seite bleiben. Insgeheim träumte sie davon, daß sie Willy »retten« und er durch sie sein Genie erst zur vollen Entfaltung bringen würde.

Ina zog zu Willy. Sie brach die Schule ab, um für ihn mehr Zeit zu haben. Während sich ihre Freundinnen mit Gleichaltrigen vergnügten, kümmerte sich Ina um Willys Haushalt. Sexuell hatte Ina nie viel von Willy. Entweder war er so betrunken, daß er nicht konnte, oder es war bei ihm

schon vorbei, ehe es bei Ina überhaupt begonnen hatte. Willys Unart, sich im Vollrausch einzunässen, trug auch nicht dazu bei, Inas Verlangen zu steigern.
Mit zunehmender Dauer der Beziehung wurde Willy eifersüchtiger. Im Rausch bezichtigte er Ina immer wieder der Untreue. Wenn sie in ihrer Verzweiflung heftig widersprach, schlug er sie. Ina blieb trotzdem bei ihm.
Als Inas Eltern sich weigerten, ihre Tochter weiter materiell zu unterstützen, geriet das ungleiche Paar in eine finanzielle Krise. Willy wußte Abhilfe. Zuerst überredete er Ina, für Geld mit einem Freund sexuell zu verkehren. Danach schickte er sie »anschaffen«. Am Babystrich wurde Ina schließlich von der Polizei aufgegriffen. Vom Gericht erhielt sie die Auflage, sich einer Psychotherapie zu unterziehen. Die behandelnde Ärztin redete Ina zu, Willy zu verlassen. Aber es schien, als würden die Schläge und der Terror Ina nur noch fester an Willy binden.
Bald wurde klar, daß Ina von Willy genauso abhängig war wie er von Alkohol und Drogen. Doch warum war das so? Willy war weder ein guter Liebhaber noch ein verständnisvoller Partner. Auch materielle Motive schieden aus. Was also fand Ina bei Willy, daß sie sich diesem Martyrium aussetzte? Vielleicht das Gefühl, daß Willy sie brauchte und sie für ihn wichtig war.
Analysieren wir Inas Beziehung zu Willy nach psychoanalytischen Gesichtspunkten,so fällt auf, daß Willy darin die Rolle eines gierigen, verschlingenden Säuglings einnahm und Ina die Mutter spielte. Ohne daß sie sich dessen bewußt war, wiederholte sie im Verhältnis mit Willy Teile ihrer eigenen Mutterbeziehung. Allerdings mit umgekehrten Vorzeichen: Ina opferte sich für Willy auf und verwöhnte ihn so, wie sie als Kleinkind selbst gerne von ihrer Mutter verwöhnt worden wäre. Indem sie sich mit Willy und seiner oralen Gier identifizierte, versuchte sie auf diesem Um-

weg, ihre eigenen ungestillten oralen Bedürfnisse zu befriedigen. Wie eine »gute« Mutter nahm Ina alles in Kauf, nur um Willy zufriedenzustellen. Natürlich war ihr Verhalten dazu angetan, ihn von ihrer Fürsorge abhängig zu machen. Genau das strebte Ina im Unbewußten auch an.

Inas Partnerwahl ist ein Hinweis darauf, daß sie sich innerlich nicht zeitgerecht von ihrer Mutter lösen hatte können. Eine abhängige Persönlichkeit wie Willy war für Inas Abhängigkeitswünsche eine geradezu ideale Projektionsfläche: Je unentbehrlicher Ina für Willy wurde, um so sicherer fühlte sie sich, weil sie seine Abhängigkeit vor ihren frühkindlichen Trennungs- und Verlassenheitsängsten schützte. Unbewußt suchte Ina keinen Mann, sondern eine Mutter. Auch wenn sie in der Beziehung zu Willy selbst die Mutterrolle übernahm, konnte sie – über die Identifikation mit dem großgewordenen Säugling – trotzdem noch Kind bleiben und auf diese Weise einen Teil ihrer eigenen infantilen Bedürfnisse stillen.
Genitale Sexualität interessierte Ina zu Beginn der Therapie so gut wie überhaupt nicht. Erst als sich im Zuge ihrer persönlichen Reife das sexuelle Verlangen einstellte, konnte Ina sich von Willy lösen.
Wann immer Befriedigungsmuster aus der Frühphase der psychosexuellen Entwicklung für ein erwachsenes Liebesverhältnis bestimmend werden, leidet darunter die genitale Sexualität. Es ist daher kein Zufall, daß Frauen, die ihren Sexualpartner unbewußt zur Mutter machen oder in ihrer Beziehung selbst die Rolle der Mutter einnehmen und ihren Partner infantilisieren, so häufig sexuell lustlos sind.

Auch die 32jährige Ute suchte unser Institut auf, weil sie an sexueller Lustlosigkeit litt. Sie wisse, daß ein Mann Sex brauche, könne selbst aber sehr gut ohne auskommen,

meinte sie. Da sie ihren Mann liebe, gebe sie ihm eben, was er fordere. Doch trotz dieses Opfers reagiere er zunehmend frustriert, weil sie beim Verkehr angeblich so leidenschaftslos agiere.
Ute identifiziert sich beim Sex zwar ebenfalls mit der gebenden, schenkenden, aufopfernden Rolle, sie tut dies aber wie eine Mutter, die glaubt, es reiche einem Kind, materiell versorgt zu werden, damit es sich wohl fühlt. Der Partner hat ohnedies schon alles, was er braucht. Was will er noch mehr?

Mira wiederum beschwerte sich, daß ihr Mann sie beim Sex so behandle, als würde sie nur aus Busen, Po und Geschlechtsteil bestehen. Ihr aber komme es mehr auf Hautkontakt an. Im Paargespräch stellte sich heraus, daß Mira über den Sex ihr frühkindliches Bedürfnis nach Wärme und Geborgenheit stillen wollte, während ihr Mann auf genitale Befriedigung ausgerichtet war. Aber der Genitalbereich war für Mira tabu. Sie wollte nur kuscheln und sich von ihrem Partner zärtlich streicheln lassen. Am schönsten war es für Mira, wenn sie dabei in seinen Armen einschlafen konnte. Wurde er dabei erregt, machte sie ihm das zum Vorwurf. Sie ärgerte sich darüber, daß Männer »immer nur das eine« im Kopf hätten. Sie selbst brauche das »Herumgefummle da unten« nicht. Schließlich hätte sie auch noch andere Körperregionen. Warum könne er nicht einmal zärtlich sein, ohne gleich eine Erektion zu bekommen?
Unbewußt suchte Mira in ihrem Partner die Mutter. Seine Erektion zerstörte immer wieder aufs Neue ihre Illusion und führte ihr unbarmherzig die Realität vor Augen: Sie waren nicht Mutter und Kind, sondern Mann und Frau. Auf diese Frustration reagierte sie jedes Mal mit heftiger Wut. Unabhängig davon muß man Mira, so wie den vielen Frauen, die sich in puncto Zärtlichkeit vom Partner ver-

nachlässigt fühlen, zugute halten, daß manche Männer wirklich zu genitalfixiert sind und gar nicht erst auf den Gedanken kommen, eine Frau woanders anzufassen als zwischen den Beinen.

Herrschen und beherrscht werden

Die Guten ins Kröpfchen, die Schlechten ins Töpfchen

In der oralen Lebensphase dreht sich für das kleine Wesen alles um die Einverleibung. Dann steht die Ausscheidung im Mittelpunkt des Triebgeschehens. Sie werden sehen, daß auch die Inhalte der sogenannten analen Phase für das sexuelle Erleben einer Frau von größter Bedeutung sind. Auch hier werden die imaginären Objekte vom Kind nicht anders behandelt wie die materiellen, körperlichen.

Vielleicht sind Sie nicht sicher, was Sie sich unter so einem abstrakt klingenden Begriff wie »Objekt« vorstellen sollen. Erinnern Sie sich: Die anwesende, sättigende Mutter ist das Urbild eines »guten Objektes«. Der Kern dieses »oralen« Objektbildes ist der nährende Befriedigungsvorgang. Die wohligen Gefühle, die den Stillakt begleiten, die lustvolle Entspannung, die Wärme, Sicherheit und Geborgenheit geben dem Bild seine emotionale Färbung.

Hunger, Blähungen oder andere Spannungen, die ein Baby quälen, z. B. seine Sehnsucht nach Hautkontakt, werden in der Phantasie zu »bösen Objekten« verarbeitet. Entsprechend den realen Erfahrungen werden auch die unlustvollen Seiten der äußeren Welt in der inneren abgebildet und verarbeitet.

Die Welt der verinnerlichten Objektbilder muß zwangsläufig ein Zerrbild der äußeren sein: Heftige Affekte rufen entsprechend starke Verzerrungen hervor. Übermäßige Versagungen können das Bild der realen Mutter so verzerren, daß sie im Augenblick der Frustration in der Vorstellung des Kindes zu einem kalten, feindseligen, bösartigen Ungeheuer wird. Da aber ein solches Mutterbild für ein Kleinkind unerträglich wäre, folgt im Gegenzug reflexartig die Verleugnung der bösen und die Idealisierung der guten Mutterimago. Daraus ergibt sich paradoxerweise, daß abgelehnte, mißhandelte Kinder ihre Eltern am stärksten idealisieren.

Edith, die von ihrer Mutter schwer vernachlässigt und geschlagen wurde, schrieb ihr aus eigenem Antrieb zum Muttertag, sie sei so glücklich, daß sie ihre Mami ist, denn sie sei die beste und liebste Mami auf der ganzen Welt. Wie wirklichkeitsgetreu ein Erwachsener die äußere Welt wahrnimmt und interpretiert, hängt also weitgehend von der emotionalen Färbung seiner inneren Objektwelt ab.

Verleugnung und Idealisierung sind aber nicht die einzigen Möglichkeiten, die einem kleinen Kind zur Verfügung stehen, um sich vor bedrohlichen inneren Bildern zu schützen. In Anlehnung an den Ausscheidungsvorgang versucht es auch, in seinen Phantasien die guten, lustspendenden Objekte zu behalten und die schlechten, bedrohlichen Objekte »auszuscheiden«, also nach außen zu projizieren. Was dem Kleinkind schmeckt, das schluckt es, was ihm nicht schmeckt, spuckt es aus. Die »guten« Objekte wandern ins Kröpfchen, die schlechten landen im Töpfchen. Im psychischen Bereich nennt man diesen Vorgang »Projektion«.

Die Projektion ist ein sehr früher psychischer Schutzmechanismus, bei dem unlustvolle Affekte, verbotene Wünsche oder Absichten nicht bei sich selbst wahrgenommen, sondern auf das Umfeld projiziert werden. Als Folge dieses

psychischen Abwehrvorganges ist das Böse aus dem eigenen Bereich verbannt. Man selbst ist danach nur noch gut. Schlecht und schuldig sind immer die anderen.
Im späteren Leben ist dieser frühe Abwehrmechanismus vor allem für paranoide Reaktionsmuster verantwortlich. Paranoiker fühlen sich ununterbrochen verfolgt, ohne zu merken, daß eigentlich sie die Verfolger sind. Es ist so, als würde ein Mensch über sein eigenes Spiegelbild erschrecken, weil er nicht erkennt, daß er in einen Spiegel schaut. Ein ähnlicher Mechanismus liegt manchen Formen der Eifersucht zugrunde. Diese Eifersüchtigen projizieren unbewußt ihre eigenen Untreuewünsche auf ihren Partner, indem sie an dessen Treue und Loyalität zweifeln.

Miriam hatte mit ihren Männern bisher immer nur Pech gehabt. Alle Abgründe einer Partnerschaft waren ihr vertraut. Sie wurde betrogen, hintergangen und brutal geschlagen. In ihrer derzeitigen Beziehung fühlte sie sich zum ersten Mal bei einem Mann gut aufgehoben. Martin war einfühlsam, zärtlich, nahm auf ihre Bedürfnisse Rücksicht, und – für Miriam ein absolutes Novum – er war treu und beteiligte sich auch an der Hausarbeit. Einige Jahre funktionierte die Partnerschaft problemlos. Kein Wölkchen trübte den Beziehungshimmel. Ohne ersichtlichen Anlaß wurde Miriam eifersüchtig. Sie verdächtigte jede Frau, die sich in Martins Umfeld aufhielt, unterstellte ihm die verrücktesten Affären und verweigerte sich schließlich beim Sex. Gleichzeitig dachte sie immer häufiger an einen ehemaligen Partner, der sie besonders schlecht behandelt hatte. Was sie verwirrte und verunsicherte, war die sexuelle Erregung, die diese Erinnerungen begleiteten.
Es dauerte lange, bis Miriam erkannte, daß sie ihren Partner nur als Projektionsfläche für ihren eigenen Wunsch fremdzugehen benutzte. Wie sich später herausstellte, sehn-

te sich Miriam nach den spannungsgeladenen, aggressiven, lautstarken Auseinandersetzungen mit ihrem früheren Partner, weil diese sie nicht nur kränkten, sondern auch sexuell erregten. Die gleichförmige Harmonie in ihrer bestehenden Beziehung wirkte sich auf ihr sexuelles Verlangen eher einschläfernd aus.
Mit der Sicherheit in der Ehe wuchs in Miriams Unbewußtem der Wunsch auszubrechen. Dieser Wunsch stand natürlich im krassen Gegensatz zur Realität. Miriam war klar, daß sie einen Partner wie Martin so bald nicht wieder finden würde. Ohne daß sie es merkte, inszenierte sie den unlösbar scheinenden Konflikt zwischen den zwei widersprüchlichen Wünschen in ihrer Partnerschaft: Den Seitensprung, den sie selbst gerne begangen hätte, unterstellte sie Martin. Indem sie alle ihre verbotenen sexuellen Bedürfnisse auf ihn projizierte, konnte sie diese zumindest indirekt, nämlich in versteckter Form über ihn, ausleben. Nur war sie jetzt nicht mehr der Täter, sondern das Opfer. Gleichzeitig erzeugte sie durch ihre Streitlust jene feindselige, aggressive Stimmung, die sie sexuell aufputschte.

Frauen, die beim Sex nicht abschalten können

Der Projektionsmechanismus ist nicht nur am Zustandekommen eifersüchtiger Gefühle beteiligt: Wenn Frauen sich beim Liebesakt ihrer Erregung nicht hingeben können, weil sie sich beobachtet fühlen, wenn sie Sex nur im dunklen genießen können, weil sie es nicht aushalten, beim Liebesspiel vom Partner angeschaut zu werden, oder wenn sie sich vor ihm nicht nackt zeigen wollen, ist das meist ein Hinweis, daß ein innerer Konflikt über die Projektion in einen äußeren umgewandelt wird. Diese Frauen schämen sich in Wirklichkeit nicht vor ihrem Partner, sondern vor sich selbst. Der Partner dient ihnen lediglich als Projektionsfläche. Erst durch die Projektion wird der Partner zu jener kritischen Instanz, von der sie sich hinterher verfolgt fühlen und der sie sich entziehen wollen.

Auch Gerda gehörte zu jenen Frauen, die beim Liebesakt keine Erfüllung finden, weil sie sich dabei ununterbrochen beobachtet fühlen. Sie konnte im Bett einfach nicht »abschalten«. Statt in den Armen ihres Geliebten dahinzuschmelzen, ging ihr belangloses Zeug durch den Kopf. Sie dachte an die letzte Bankabrechnung oder an Wege, die sie noch zu erledigen hatte. Sobald sie spürte, daß ihr Partner dem Höhepunkt nahe war, ging bei ihr der Vorhang zum großen Orgasmustheater auf. »Viel Lärm um nichts« stand auf dem Programm. Während sie gekonnt einen fulminanten Höhepunkt vorspielte, blieb sie innerlich unbeteiligt. Sie konnte gar nicht erwarten, bis der Partner endlich stöhnend und keuchend seinen Lustgipfel erreicht hatte. Das einzige, was sie dabei fühlte, war die Macht, die sie in diesem Augenblick über ihn hatte.
Den meisten Frauen gelingt es, bei der Selbstbefriedigung zum Orgasmus zu kommen. Gerda schaffte auch das nicht. Während sie Hand an sich legte, stellten sich dieselben Symptome ein wie beim Geschlechtsverkehr: Sie fühlte sich kontrolliert und wollte »die Sache« so rasch als möglich hinter sich bringen. Aber je mehr sie sich unter Druck setzte, um so weniger blieb von ihrer Erregung übrig. Nur unter einer Bedingung war es Gerda möglich, zum Höhepunkt zu gelangen: Wenn Sie einen Vibrator benutzte und sich gleichzeitig vorstellte, wie eine andere Frau gequält wurde – ein sexueller Tagtraum, von dem sie sich distanzierte, sobald die sexuelle Spannung abgeflaut war.
Schon Gerdas erste Einfälle gaben Aufschluß über die tieferen Hintergründe ihrer Störung. Sie erinnerte sich an eine

Situation, die sich vor Jahren auf einem Fährschiff ereignete. Knapp nachdem das Schiff abgelegt hatte, mußte Gerda dringend auf die große Seite. Zu ihrem Pech war für Frauen nur eine WC-Anlage geöffnet, so daß sich im Waschraum eine kleine Warteschlange gebildet hatte. Als Gerda endlich an der Reihe war, konnte sie trotz ihres enormen Stuhldranges nicht »loslassen«. Das Gefühl, daß andere vor der Toilettentür darauf warteten, bis sie endlich soweit war, führte bei ihr zu einer völligen Verkrampfung.
Ausgelöst durch diese Erinnerung kam Gerda eine seltsame Marotte aus der Kindheit in den Sinn: Sie mußte etwa drei Jahre alt gewesen sein, als sie eine Zeitlang von ihrer Mutter verlangte, mit dem Gesicht zur Wand zu schauen, wenn sie aufs Töpfchen gesetzt wurde. Darüber hinaus, so erinnerte sie sich weiter, konnte es zeitweise sehr lange dauern, bis sie ihr Geschäft verrichtet hatte. Die Mutter sei beim Warten oft ungeduldig geworden und hätte zur Eile gemahnt.

Nicht loslassen können

Gerda beschreibt ihre Mutter als eine ungeduldige, besitzergreifende, rechthaberische Frau mit einer starken Neigung, anderen ihren Willen aufzuzwingen. Sie hätte ihren ganzen Ehrgeiz daran gesetzt, ihre Tochter so früh wie möglich sauberzubekommen. Gerda konnte noch nicht einmal allein sitzen, wurde sie schon auf den Topf gesetzt. Teils lobend, teils schimpfend hielt die Mutter ihr Töchterchen dazu an, ihr Geschäft nicht mehr in die Windeln, sondern ins Töpfchen zu machen. Der Dressurakt war schließlich erfolgreich. Noch vor ihrem ersten Lebensjahr war Gerda zum Stolz der Mutter sauber.
Ohne daß sich die Frau dessen bewußt war, störte sie mit ihrem Zwangssystem das archaische Lusterleben ihrer

Tochter. In diesem frühen Lebensstadium entsteht die lustvolle Erregung ja nicht nur im Zusammenhang mit dem Saugen, Lutschen und Beißen, sondern natürlich auch beim Einnässen und Einkoten. Ein Kind, das nicht einmal zu dieser Zeit uneingeschränkt seine Ausscheidungslust genießen darf, wird es als Erwachsener erst recht schwer haben, sich unkontrolliert seiner sexuellen Erregung hinzugeben. Man darf das lustvolle Erleben der hemmungslosen Erregungsabfuhr auf der oralen Entwicklungsstufe ohne Übertreibung als eine wesentliche Voraussetzung für die sexuelle Genußfähigkeit im Erwachsenenalter bezeichnen. Wird einem Kind so wie Gerda schon frühzeitig das anale Zwangskorsett übergestülpt, wirkt sich das auf die sexuelle Hingabefähigkeit im späteren Alter meist verheerend aus. Menschen mit solchen Erfahrungen können sich dann meist nicht mehr passiv dem Ansturm ihrer sexuellen Erregung überlassen. Sobald sich der Kontrollverlust abzeichnet, wechseln sie von der passiven in die aktive, kontrollierende Haltung und stoppen dadurch den Erregungsfluß.

Gerda wurde bald klar, daß sie unbewußt den Orgasmus mit dem Akt der Ausscheidung gleichsetzte. So wie sie als Kleinkind die Erregung zurückhalten mußte, die darauf drängte, den Blasen- oder Darminhalt loszulassen, so hielt sie als erwachsene Frau die sexuelle Erregung zurück, die auf den Orgasmus abzielte.

Zusätzlich hatte der Kontrollverlust im sexuellen Bereich für Gerda aber auch (ähnlich wie das bei Bettnässern oft der Fall ist) die Bedeutung eines gegen die Mutter gerichteten Aggressionsaktes, den sie erst recht wieder blockieren mußte. Auf diese Weise geriet Gerda in einen Teufelskreis: Je stärker sie ihre Erregung zurückhielt und unbefriedigt blieb, um so intensiver wurde die, der Mutter geltende, unterschwellige Feindseligkeit. Die daraus resultierenden Schuldgefühle drängten zur Wiedergutmachung und zu

einer noch stärkeren Kontrolle der unterdrückten Trieblust. Als das kleine Mädchen erkannte, daß es nicht nur mit dem Loslassen, sondern auch mit dem (ursprünglich erzwungenen) Zurückhalten Macht ausüben und sich der Mutter widersetzen konnte, festigte sich das neurotische Muster.
Der Konflikt, der ursprünglich ein realer, äußerer war, wandelte sich im Laufe der Entwicklung durch die Identifikation der Tochter mit der triebfeindlichen Mutter zu einem inneren. Nun war es nicht mehr die leibliche, sondern die in Gerdas Gewissen verinnerlichte Mutter, die darauf drängte, die Kontrolle über die sexuelle Erregung aufrechtzuerhalten.

Das lustfeindliche Gewissen

Damit Sie Gerdas Problem besser nachvollziehen können, machen wir Sie kurz mit einigen Überlegungen aus der psychoanalytischen Theorie der Gewissensbildung vertraut. Das erscheint uns deshalb wichtig, weil Frauen mit einem zu strengen Gewissen beim Sex oft Schwierigkeiten haben, auf ihre Rechnung zu kommen.
Die selbstkritische psychische Instanz, um die es hier geht, wird in der Psychoanalyse als »Über-Ich« bezeichnet. Neben dem Gewissen ist sie auch der Träger für die Selbstbeobachtung und die Idealbilder. Darüber hinaus erfüllt diese Instanz auch die Funktion einer inneren Zensur. Das Über-Ich gibt uns vor, wie wir im Idealfall sein sollten, was wir tun dürfen und was nicht.
Durch die Identifikation mit Vater und Mutter errichtet das Kind sein Über-Ich nach dem Vorbild der Elterninstanzen. Gleichzeitig verinnerlicht es die kulturellen Ideale, Normen, Gebote und Verbote, die in den Eltern verkörpert sind, und verwandelt so die ursprünglich real vorhandene

äußere Beziehung zu beiden Elternteilen mitsamt den dazugehörigen Affekten in eine innere Beziehung – nunmehr zwischen Persönlichkeitsinstanzen, dem Über-Ich und dem Ich.

Gerda, deren Mutter auf die Trieblust ihrer Tochter uneinfühlsam und verständnislos reagierte, bildete ein besonders strenges, unnachsichtiges Über-Ich aus. Als Folge der unbewußten Projektion ihrer rigiden, sexualfeindlichen Über-Ich-Forderungen auf den Partner begann sie sich vor ihm zu schämen. Sie empfand die Situation jedes Mal so, als würde der Liebesakt direkt vor den Augen ihrer Mutter stattfinden. Was ja, wenn auch nur im übertragenen Sinn, durchaus den Tatsachen entsprach.

Zwischen dem ersten und dem dritten Lebensjahr wird ein Kind aber nicht nur sauber, es lernt auch laufen und sprechen. Üblicherweise war es schon vorher in der Lage, lautmotorisch kundzutun, was ihm behagt und was nicht. Die neuerworbenen Fähigkeiten eröffnen einem Kind nun viele zusätzliche Möglichkeiten, die Macht des eigenen Willens an der Nervenkraft seiner Eltern zu erproben.

Ja zum Nein

Sehr bald entdeckt das Kind ein Zauberwort: »Nein«. »Nein!« rufen Mama und Papa, wenn es etwas tut, was es nicht tun sollte. »Nein!« schreit es selbst, wenn es sich dem Willen seines Umfeldes widersetzen möchte. Zum ersten Mal gerät das bewußte Wollen eines Kindes mit den Anforderungen der Realität in Konflikt. Die Verweigerung, die es mit seinem ersten Nein zum Ausdruck bringt, ist für dieses Lebensstadium nicht nur typisch, sie ist auch von größter Bedeutung. Schließlich ist sie der sichtbare Ausdruck der beginnenden Abgrenzung von der Mutter. Dabei kommen dem Kind seine neuen körperlichen Fähigkeiten entgegen. Es kann sich von der Mutter entfernen, ihr »davonlaufen«, es kann sich verstecken und wieder auftauchen, und es kann Schränke ausräumen. Mit größter Lust wirft es mit Gegenständen und erwartet, daß sie ihm prompt wiedergebracht werden.

In dieser Phase prallen zum ersten Mal die ungezügelten Wünsche des Kleinkindes und die in der Mutter verkörperten gesellschaftlichen Normen aufeinander. Natürlich muß die Mutter ihr Kind in seinem unbändigen Treiben einschränken. Schon zu seiner eigenen Sicherheit. Aber welches Kleinkind läßt sich schon freiwillig einschränken? Den meisten Eltern bleibt ein nervenzermürbender Machtkampf mit ihrem Kind nicht erspart. Geschlechtsspezifische Verhaltensunterschiede zwischen männlichen und weiblichen Kindern lassen sich in dieser Phase noch nicht erkennen.

Da ein einjähriges Kind zu Beginn der analsadistischen Phase noch nicht in der Lage ist, kreativ die Welt umzugestalten, beschränkt es sich auf zerstörende Akte, um seine neuentdeckte Lust an der Macht zu befriedigen. Es müssen nur ein paar Bausteine aufgetürmt werden, und schon fährt das Kind mit lustvoll-sadistischem Glanz in den Augen dazwischen und wirft sie um. Auch die berühmt-berüchtigten Trotzanfälle unterscheiden sich bei Buben und Mädchen nicht im geringsten.

In der Psychologie ist es Tradition geworden, die unvermeidlichen Machtkämpfe, die sich in diesem Alter aus den ungehemmten Triebansprüchen des Kindes und den von ihm geforderten sozialen Leistungen ergeben, am Beispiel der Reinlichkeitserziehung darzustellen. Heute, im Zeitalter der Waschmaschinen und Papierwindeln, drehen sich die realen Auseinandersetzungen aber nur mehr selten um das »Töpfchen« als solches. Diese Machtkämpfe spielen sich viel öfter im Alltag, auf der Straße, im Supermarkt oder in der Wohnung ab. Und zwar immer dann, wenn das Kind etwas tun will, was es auf keinen Fall darf. Natürlich ist nicht nur sein Verzicht auf die unmittelbare Darm- oder Blasenentleerung, sondern auch seine Fähigkeit, zu warten oder die Erfüllung bestimmter Wünsche ganz aufzugeben, eine große psychische Leistung. Sie kommt nur den Eltern zuliebe zustande oder aber aus Furcht vor Bestrafung.

Und bist du nicht willig, so brauch ich Gewalt

Unterschätzen Sie nicht die Auswirkungen der frisch erworbenen Kontrolle über die Ausscheidungsfunktion auf die psychosexuelle Entwicklung! Die Fähigkeit, Harn und Stuhl nach Belieben zurückzuhalten und loszulassen, löst bei einem Kind neue Körpersensationen aus und erweitert das Spektrum seiner Lustmöglichkeiten. Diese beschränken sich nun nicht mehr nur auf passive Formen der Befriedigung (z. B. »auszufließen«). Von jetzt an kann ein Kind auch aktive Ziele verfolgen (z. B. durch Zurückhalten des Stuhles aktiv Lust herbeiführen). Nach und nach wird es dem biblischen Auftrag gerecht und »macht sich die Welt untertan«. Die Beherrschung des Bewegungsapparates und der Erwerb der Sprache kommen ihm dabei natürlich entgegen. Kein Wunder also, daß diese Phase vor allem durch krasse Gegensätze, wie eben »Loslassen und Zurückhalten« oder »aktiv und passiv« gekennzeichnet ist. Auch in seiner gefühlsmäßigen Beziehung zur Außenwelt schwankt das Kind in Anlehnung an die Ausscheidungsfunktion zwischen »Verweigern und Nachgeben«, »Zerstören und Bewahren«, »Herrschen und Beherrschtwerden«, »Macht und Ohnmacht«.

Die ganze Bandbreite sadomasochistischer Verhaltensweisen im Erwachsenenalter trägt unverkennbar die Spuren dieser frühen Phase der menschlichen Triebentwicklung. In ihrem Zentrum steht die archaische Lust an sexueller Gewalt, die sich nach dem Vorbild der »Aktiv-Passiv-Dualität« um zwei Pole gruppiert: Die Vergewaltigung (Sadismus) und die Unterwerfung (Masochismus). In der aktiven Form führt die sexuelle Gewalt zur Beherrschung des Objektes. Es wird in Besitz genommen, dem eigenen Willen unterworfen und ist den sexuellen Wünschen des anderen hilflos ausgeliefert. Umgekehrt kann auch das passive Erleben von Gewalt größte Lust hervorrufen. In diesem Fall genießt es die/der Betroffene, sich zu unterwerfen, einem anderen sexuell ausgeliefert zu sein, von ihm beherrscht zu werden.

Es ist ein weitverbreiteter Aberglaube, daß Frauen der phantasierten und spielerischen Gewalt in der Sexualität weniger abgewinnen können als Männer. Wie sehr die Lust am Herrschen und Beherrschtwerden auch die sexuellen Wünsche der Frauen prägt, zeigen die Zahlen, die vom ifat im Zuge einer Langzeitstudie erhoben wurden: Jede fünfte Frau findet aggressiv gefärbte Sexualphantasien erregend.

Die Tatsache, daß die erotischen Tagträume von Frauen eher masochistisch und die von Männern sadistisch ausgerichtet sind, scheint eine Folge der unterschiedlichen biologischen Voraussetzungen zu sein. Wir vermuten, daß die männlichen und weiblichen Sexualphantasien in Übereinstimmung mit der Anatomie der Geschlechtsorgane – die Frau verfügt über das aufnehmende, der Mann über das eindringende Sexualorgan – auch komplementär auf einander abgestimmt sind.

Die dunkle Seite der sexuellen Kraft

Wir leben in einer Zeit, in der das Ursprüngliche dem Künstlichen, Unechten, Scheinbaren Platz gemacht hat.

Für die Sexualität gilt das um so mehr. Die meisten Menschen betrachten den Zustand, der nach der kulturell bedingten Verdrängung des Sexualtriebes entstanden ist, als den natürlichen. Wir halten heute an einem wirklichkeitsfremden, seichten, verkitschten Zerrbild einer trieb- und aggressionsverleugnenden Sexualität fest. Nirgends wird die grausame Natur des Menschen stärker verleugnet wie hier. Nirgends kommt sie aber auch deutlicher zum Vorschein, sobald die Verdrängungsschranke aufgehoben ist.

Zu keiner anderen Zeit wurde soviel von sexueller Freiheit gesprochen, gleichzeitig aber so wenig vom wahren Wesen des Sexualtriebes verstanden wie heute. Die Zähmung des Sexualtriebes war schließlich die Voraussetzung für die Entstehung der Zivilisation. Die »Befreiung des Sexualtriebes« aus seinen Fesseln würde Kräfte freisetzen, die unwillkürlich die Zerstörung unserer Kultur nach sich zögen. »Gesellschaft ist kein Verbrechen«, sagt Camille Paglia,[3] »sondern sie ist die Kraft, die das Verbrechen im Zaum hält.« Die Beseitigung der Triebschranken würde mit einem Schlag den wirklichen Charakter des Menschen offenbaren. Sadomasochistische Grausamkeiten, Mord und Vergewaltigung, Inzest und Kinderschändung stünden an der Tagesordnung. Die Sexualität ist alles andere als ein harmloser Freizeitspaß.

Viele psychotherapeutische Schulen »huldigen dem Glauben an die Möglichkeit einer schuldlosen, makellosen Sexualität. Die Sexualität ist der Berührungspunkt zwischen Mensch und Natur, an der Moral und guter Wille primitiven Zwängen unterliegen«, meint Camille Paglia. Bei dem Wunsch nach »befreiter« Sexualität handelt es sich um eine naive Illusion des westlichen Konsummenschen. Wohin würde eine Freisetzung der sexuellen Triebkräfte führen? Die Antwort können Sie Ihren Masturbationsphantasien entnehmen: Alles, was Frauen und Männer sich bei der

Selbstbefriedigung vorstellen, wünschen sie sich auch. Gäbe es keine von außen gesetzten Triebschranken, würde all das, was sich in diesen sexuellen Tagträumen ereignet, Wirklichkeit werden. Das, was sexuelle Triebtäter tun, steckt in uns allen. Psychisch gesunde Menschen unterscheiden sich allerdings eindeutig durch die Fähigkeit zur Kontrolle ihrer sexuellen Impulse.

Gerade die Geschichte des zwanzigsten Jahrhunderts lieferte den Beweis, wie leicht es (Ver-)Führern möglich war, scheinbar zivilisierte Völker für ihre grausamen Überzeugungen zu begeistern. Nicht zuletzt deswegen, weil sie ihnen die Erlaubnis gaben, die dunkle, grausame Seite ihrer Triebhaftigkeit am Rassenfeind oder am Klassenfeind hemmungslos auszuleben.

Nur ein Mensch, dessen dunkle Seite der Sexualität Oberhand gewonnen hat, eignet sich zum Verführer: Er muß jene archaische Lust an der Grausamkeit in sich spüren und von ihr getrieben werden, um sie bei seinen Anhängern freisetzen zu können. Er muß aber auch Freude daran haben, andere zu beherrschen und seinem Willen zu unterwerfen. Wie der englische Psychoanalytiker Bion meint, streben zunächst immer die gestörtesten Individuen an die Macht. Die Geschichte scheint ihm recht zu geben.

Wir haben schon in unserem Buch »Die sexuelle Kraft des Mannes« die Auffassung vertreten, daß erwachsene Sexualphantasien regelmäßig auf verdrängte sexuelle Wünsche aus der Kindheit zurückgehen. Auf die reale Befriedigung dieser Wünsche muß im Laufe des Zivilisationsprozesses zugunsten des sozialen Zusammenhaltes verzichtet werden. Auch in unserer Gesellschaft sind die asozialen, gewalttätigen Komponenten des menschlichen Sexualtriebes einem strengen Tabu unterworfen. Wer als Erwachsener ein solches Sexualtabu bricht, wird – je nach der Schwere – geächtet, eingesperrt, in manchen Staaten sogar getötet. Aber in den

sexuellen Tagträumen tauchen diese unterdrückten sexuellen Begierden aus der Kindheit in mehr oder weniger unentstellter Form wieder auf und vermischen sich mit den genitalen Wünschen des Erwachsenen.
Für die männlichen Sexualphantasien ist der Beweis relativ schnell erbracht. Natürlich wünscht sich ein Mann das, was er sich in seinen geheimsten sexuellen Träumen ausmalt. Der Zusammenhang zwischen den aggressiv gefärbten, triebhaften Spielen kleiner Jungen, einschlägigen »Stammtischwitzen«, sexuellen Grausamkeiten, die Männer begehen, wenn ihre Triebschranken unter Alkoholeinfluß oder im Krieg fallen, und den männlichen Masturbationsphantasien ist zu eklatant, als daß er verleugnet werden könnte. Keine Zivilisation darf es dulden, daß ihre schwächeren Mitglieder sexuell unterdrückt und vergewaltigt werden. Das bedarf keiner weiteren Begründung. Die Zähmung der aggressiven Komponenten des männlichen Sexualtriebes war also eine der wichtigsten Voraussetzungen dafür, daß Kultur, so wie wir sie heute kennen, überhaupt möglich wurde.

Frauen-Phantasien – Täter und Opfer zugleich

Wie sieht es mit den Sexualphantasien der Frauen aus? Wünschen sich auch Frauen in Wirklichkeit das, was sie sich in ihren erotischen Tagträumen ausmalen?
Seit ihrer Pubertät stellt sich Ria bei der Masturbation am liebsten folgende Szene vor: Ihr Geliebter erfährt von einer Frau, daß Ria ihn angeblich betrogen hat. Außer sich vor Wut, zerrt er Ria daraufhin an den Haaren in einen Keller, peitscht sie aus, vergewaltigt sie und legt sie in Ketten. Erst nach Wochen stellt sich ihre Unschuld heraus. Außer sich vor Verzweiflung über das, was er Ria angetan hat, erfleht

er ihre Verzeihung. Die Verleumderin aber erhält ihre gerechte Strafe. Vor Rias Augen muß sie nun all die Grausamkeiten über sich ergehen lassen, die Ria durch ihre Schuld davor erdulden mußte.

Vordergründig geht es bei diesem Tagtraum natürlich um ein klassisches Rivalitätsverhältnis, dahinter lassen sich jedoch sadomasochistische Motive ausmachen. Uns interessiert in diesem Zusammenhang vor allem jener Teil, in dem sich Ria ausmalt, wie sie von ihrem Geliebten gedemütigt, geschlagen, vergewaltigt und in den Keller gesperrt wird. Wünscht sich ria wirklich, so behandelt zu werden? Die Antwort kann nur lauten: Ja. Sonst würde sie diese Phantasie ja nicht zur Masturbation benutzen.
Aber wohin führt diese Schlußfolgerung? Ist sie nicht gleichzeitig ein Freibrief zur Gewalt gegen Frauen? Wird hier nicht Wasser auf die Mühlen jener Männer gegossen, die nach einer Vergewaltigung noch behaupten, der Frau hätte es »Spaß gemacht«? Das ist mit Sicherheit nicht der Fall. Überlegen Sie doch einmal, was das charakteristische an einer Vergewaltigung ist: Nicht die Gewalt, sondern daß die sexuelle Handlung immer gegen den Willen des Opfers geschieht. Würde die Aktion mit seiner Zustimmung erfolgen, wäre es keine Vergewaltigung mehr.
Nachdem jede Frau Drehbuchautorin und Regisseurin ihrer sexuellen Phantasien ist, können auch die Demütigungen und die darin vorkommenden Vergewaltigungen nie gegen ihren Willen geschehen. Sie legt ja die Rollen fest, und sie bestimmt den Handlungsspielraum der Akteure. Auch der Mann, von dem in der Phantasie die Gewalt ausgeht, macht nur das, was ihn die Frau in ihrer Phantasie tun läßt. Er kann niemals weiter gehen, als sie es sich wünscht.
Anders als bei den meisten männlichen Vergewaltigungs-

phantasien, wo die Frau eindeutig zum wesenlosen Sexualobjekt degradiert wird, ist es bei den erotischen Tagträumen einer Frau so, daß sie beide Rollen spielt – die des Täters und des Opfers. Eine wirkliche Vergewaltigung läuft leider anders ab. Die Frau ist dem Wollen des Mannes unterworfen und hat keine Kontrolle mehr über das, was mit ihr geschieht. Das Erniedrigende dabei ist, daß die sexuelle Handlung gegen ihren Willen stattfindet und ihr in diesem Augenblick der Demütigung ihre ganze Hilflosigkeit und Ohnmacht vor Augen geführt wird. Es ist also ein Zynismus, aus den sexuellen Phantasien der Frauen schließen zu wollen, daß diese sich insgeheim nichts sehnlicher wünschten, als von einem Mann vergewaltigt zu werden.

Die Lust an der Vergewaltigung

Nicht zufällig setzen gerade Frauen mit einem besonders strengen Gewissen zur Steigerung ihrer sexuellen Erregung Vergewaltigungsphantasien ein. Sophie, eine strenge Katholikin, malt sich beim Geschlechtsverkehr immer aus, wie ein Unbekannter in ihr Schlafzimmer eindringt, sie schlägt, ihr die Kleider vom Leibe reißt und sie danach ans Bett fesselt. Anschließend nötigt er sie zu allen möglichen sexuellen Handlungen, die sie in der Realität mit ihrem Mann nie praktizieren würde.

An Sophies Beispiel wird klar, daß Vergewaltigungsphantasien bei manchen Frauen auch noch eine andere Funktion erfüllen: die der Gewissensentlastung.

Eine Frau, die ans Bett gefesselt zu sexuellen Praktiken gezwungen wird, kann unmöglich für das, was mit ihr geschieht zur Verantwortung gezogen werden. Diese Vergewaltigungsphantasien ermöglichen es Sophie, sich sexuelle Aktivitäten vorzustellen, an die sie wegen ihres strengen Gewissens gar nicht denken durfte, ohne sich deswegen schuldig fühlen zu müssen. Sie konnte schließlich nichts dafür, Sex in allen Variationen zu erleben ...

Wir wollen aber nicht den falschen Eindruck erwecken, als würden Frauen nur masochistische Verhaltensweisen zeigen. Die sadistische Lust am Herrschen und Quälen findet sich bei Frauen genauso wie bei Männern. Sie ist bei Frauen manchmal nur nicht so leicht sichtbar. Vor allem die Kindererziehung bietet eine breite Palette von Möglichkeiten, sadistische Impulse versteckt auszuleben. Wie innig der Zusammenhang zwischen Sadismus und bestimmten Formen der Erziehung ist, zeigt schon die Bezeichnung »Strenge Erziehung«, die als Sammelbegriff für eine Reihe von sadomasochistischen Verhaltensweisen weite Verbreitung gefunden hat.

In den letzten Jahren wurde zu Recht viel über die Verantwortung des Mannes bei der Kindesmißhandlung diskutiert. Nun scheint es aber auch einmal angebracht, die Rolle der Frau kritischer zu hinterfragen. Es ist naiv zu glauben, Mißbrauch und Kindesmißhandlung würden sich lediglich auf das männliche Geschlecht beschränken. Neue Untersuchungen im deutschsprachigen Raum haben ergeben, daß Mütter heute Kinder sogar häufiger schlagen als Väter. Das hat natürlich auch damit zu tun, daß sie mit der Kindeserziehung stärker befaßt sind und aufgrund ihrer Doppel- und Mehrfachbelastung leichter die Nerven verlieren. Aber das allein reicht als Erklärung sicher nicht aus.

Gerade die Analyse von jungen Müttern und erwachsen gewordenen Kindern zeigt, daß durch die Hilflosigkeit und Abhängigkeit der Heranwachsenden bei Müttern häufig sadomasochistische Impulse freigesetzt werden. Diese treten fast nie offen in Erscheinung, sie äußern sich meist in versteckter Form. Die Nahrungsverabreichung eignet sich dafür besonders gut – z. B. indem ein Kind von seiner Mutter gezwungen wird, soviel zu essen, wie sie für richtig hält. Gleichgültig ob das Kind nun hungrig ist oder ob es ihm nicht schmeckt. Auch die Notwendigkeit, die Triebhaftigkeit eines Kindes einzuschränken und ihm Grenzen zu setzen, bietet eine gute Möglichkeit für die Abreaktion eigener sadistischer Triebregungen.

Bei Frauen mit überdurchschnittlich starken sadistischen Neigungen, die diese aber nicht ausleben, können sich leicht phobische Beschwerden oder charakteristische Zwangssymptome einstellen. Marlies etwa suchte unser Institut auf, weil sie unter der Zwangsvorstellung litt, sie könnte ihr Töchterchen aus dem Fenster werfen. Bald konnte sie sich keinem Fenster mehr nähern, ohne in Panik zu geraten. Wie in vielen anderen Fällen ging auch bei ihr die Versuchung von der geheimen Machtphantasie aus: »Wenn ich wollte, könnte ich ...« Der Zwangsgedanke und das nachfolgende Vermeidungsverhalten waren ein Schutz vor der sadistischen Versuchung.

Auch der sexuelle Mißbrauch kommt bei Frauen viel häufiger vor, als allgemein vermutet wird. Nur geschieht er eben versteckt und nach außen geleugnet. Was sollte eine Frau auch dagegen tun, wenn sie beim Waschen ihres Sohnes intensive sexuelle Gefühle spürt? Ganz zu schweigen von der sexuellen Erregung, die beim Stillen entsteht. Nicht wenige Frauen haben Schwierigkeiten, ihren Säugling zu stillen, weil sie sich wegen ihrer sexuellen Gefühle schämen. Auf der anderen Seite gibt es aber auch vereinzelt Mütter, die ihre Kinder extrem lang stillen, weil sie auf diese Lust nicht verzichten möchten. Eine Patientin stillte ihren Sohn zum Schlafengehen aus diesem Grund bis zum Schuleintritt.

Eine Frau, die sich von ihrem Mann vernachlässigt fühlt,

drängt ihren Sohn unbewußt leicht in die Partnerrolle. Oft findet sie auch nichts dabei, mit ihm bis über die Pubertät hinaus das Bett zu teilen. Für Beatrix war es sogar »normal«, mit ihrem heranwachsenden Sohn zu baden. Nach dem Bad ließ sie sich von ihm am ganzen Körper eincremen und massieren. Erst als der 13jährige Bub anläßlich eines gemeinsamen Bades mit erigiertem Glied versuchte, seine große Zehe in ihr Genitale zu stecken, begann sie sich Gedanken zu machen.

Eine Ärztin erzählte uns von einer türkischen Großmutter, die ihren Enkelsohn bei seiner Spitalseinlieferung masturbierte, damit er schnell wieder zu Kräften käme. Diese Art von inzestuöser Heilbehandlung sei überhaupt keine Seltenheit. Eine Bewährungshelferin berichtete ein ähnlichen Vorfall, der sich in einem österreichischen Dorf abgespielt hatte. Dort masturbierte eine alte Frau ihren Schwiegersohn, damit der auf keine dummen Gedanken käme, weil seine Frau, ihre Tochter, nur selten mit ihm verkehrte.

Sie sehen, die Unterschiede zwischen männlicher und weiblicher Sexualität verschwimmen, sobald wir die Oberfläche des Sexualtriebes verlassen. Es wäre auch völlig absurd zu glauben, ein Geschlecht sei besser oder schlechter als das andere.

Die Lust zu quälen

Wie sehr auch das Bedürfnis nach Rache analsadistische Wünsche hervorrufen kann, zeigt das Beispiel von Sylvia. Sylvia hatte keine leichte Kindheit. Ihr Mutter starb, als sie noch ein kleines Mädchen war, ihr Vater war Alkoholiker. Als Sylvia fünf Jahre alt war, heiratete ihr Vater ein zweites Mal. Diese Frau brachte zwei Töchter in die Ehe ein. Wie im Märchen vom Aschenbrödel wurde Sylvia von ihrer

Stiefmutter schlecht behandelt und gegenüber den anderen beiden Mädchen benachteiligt. Mit 16 lernte sie ihren Mann kennen, den sie knapp ein Jahr später heiratete, um dem Elend in ihrer Familie zu entfliehen. Manfred war ebenfalls Alkoholiker. Einer von der lauten, polternden Sorte, der Sylvia mit seinem Zynismus oft zutiefst verletzte. Er reagierte seinen Sexualtrieb an ihr ab, ohne auch nur im geringsten auf die sexuellen Wünsche seiner Frau Rücksicht zu nehmen. Sylvia ließ den ehelichen Verkehr lustlos über sich ergehen. Nur beim Cunnilingus spürte sie leichte Erregung. Doch ihr Partner verweigerte diese Praktik meistens, weil ihm vor dem weiblichen Genitale ekelte.

Nach mehreren tristen Ehejahren stellten sich bei Sylvia Angstzustände und Panikattacken ein. Das war auch der Grund, warum sie sich in psychoanalytische Behandlung begab. Lange Zeit blieb der Hintergrund ihrer Symptome unklar. Obwohl sie sich von ihrem Partner trennte und mit einem sanften, ruhigen Mann zusammenzog, der sie verehrte und auf Händen trug, verschwanden weder die Panikattacken noch die Orgasmusstörung. Endlich brachte ein Traum Licht ins Dunkel.

In diesem Traum lebte Sylvia wieder mit ihrem früheren Partner zusammen. Wie in Wirklichkeit war er völlig betrunken. Wankend betrat er das gemeinsame Schlafzimmer, entkleidete sich unbeholfen und wollte sich in vertrauter Manier auf Sylvia stürzen. Doch dieses Mal verweigerte sie sich. Stumm spreizte sie ihre Beine und verlangte von ihm, oral befriedigt zu werden. Ohne auch nur im geringsten zu murren, leistete er ihrer Aufforderung Folge. Noch während er sie befriedigte, wurde Sylvia bewußt, daß sie die Regel hatte. Im selben Augenblick verspürte sie ein derart intensives sexuelles Gefühl, wie sie es bisher noch nie gekannt hatte.

In der Analysestunde nach diesem Traum meinte sie, daß

sie sich nun zum ersten Mal vorstellen könne, wie es sein müsse, einen Orgasmus zu haben.
Die Erfüllung ihres sadistischen Rachewunsches – daß ihr Exmann, sie sogar dann »lecken« muß, wenn sie die Regel hat – erregte Sylvia so sehr, daß sie dabei zum ersten Mal einen leichten Orgasmus verspürte. Die Orgasmusstörung ist demnach eine Folge der Verdrängung dieser »schmutzigen« und »blutigen« Wünsche. Mit den verpönten Triebregungen verdrängte Silvia allerdings auch ihre Lust.

Sadomasochistische Spiele können, aber müssen nicht auf der körperlichen Ebene stattfinden. Genausogut läßt sich Gewalt in ihren unterschiedlichen Nuancierungen auf der Beziehungsebene in Szene setzen, wie die Geschichte von Roswitha beweist.
Immer dann, wenn es ihr in der Beziehung besonders gut ging, spürte Roswitha den unwiderstehlichen Drang, sich ohne ersichtlichen Grund und ohne irgendeine Erklärung trotzig von ihrem Partner zurückzuziehen. Von einem Augenblick auf den anderen stellte sie die Kommunikation mit ihm ein und benahm sich so, als hätte er sie zutiefst beleidigt. Auf seine unsichere Frage, was sie denn habe, antwortete sie, wenn überhaupt, mit einem kurzen, vorwurfsvollen: »Nichts!« Je intensiver sich Peter um Roswitha bemühte, um so unbeugsamer wurde ihr Trotz. Sie konnte gar nicht genug davon kriegen. Erst wenn Peter ernsthaft böse wurde und drohte, »sich mit einer anderen zu trösten«, lenkte Roswitha ein. Aber nur solange, bis sie sich seiner wieder sicher war. Dann begann das Spiel von neuem.
Zu ihrem Trotz befragt, wollte Roswitha lange Zeit nichts einfallen. Irgendwann gab sie dem Drängen ihrer Analytikerin nach und berichtete folgende Kindheitserinnerung: Ab ihrem dritten Lebensjahr verbrachte sie die Sommermonate bei ihren Großeltern auf dem Land. Eines ihrer

Lieblingsspiele dort sei das »Krankenhausspiel« gewesen. Sie fing Insekten (Käfer, Ameisen, Bienen etc.) und warf diese in einen Steinbrunnen, der sich in der Mitte des Gartens befand. Danach wartete sie eine Zeitlang, bis sie sich nicht mehr bewegten. Erst dann fischte Roswitha sie aus dem Wasser und legte sie zum Trocknen in die Sonne, ins »Krankenhaus«. Wenn sie wieder Lebenszeichen zeigten und wegkrabbelten, war die kleine »Ärztin« glücklich. Schon damals spürte Roswitha den Drang in sich, die Zeitspanne weiter auszudehnen, bis es ihr einmal nicht mehr gelang, einen Käfer »wiederzubeleben«. Damals packte sie tiefe Verzweiflung. Völlig besessen von dem Gedanken, das Geschehene wieder gutzumachen, fing sie ein anderes Insekt und warf es in den Brunnen. Damit das vorangegangene Unglück aber auch wirklich ausgemerzt war, hielt sie den Käfer diesmal noch länger unter Wasser. Wieder starb ihr der »Patient« unter den Händen weg. Auf diese Weise trat sie in einen Teufelskreis ein, den sie bis ins Erwachsenenalter nicht mehr verlassen konnte.

Das sadomasochistische Ritual

Es ist anzunehmen, daß schon das sadomasochistische Spiel mit den Insekten die Inszenierung eines unbewußten Konfliktes war, den Roswitha auf diese Weise zu bewältigen suchte. Ganz offensichtlich ging es bei diesem Spiel um das Problem der »Trennung und Wiedervereinigung«. Das scheinbar tote Insekt stand für das Getrenntsein, die Wiedervereinigung erfolgte, sobald es wieder seine Fühler regte. Erst als das Insekt wirklich tot war, stürzte für Roswitha die Welt ein. Schließlich bedeutete das, daß die Trennung unauflöslich und eine Wiedervereinigung nicht mehr möglich war.

Die Analyse der sadistischen Verhaltensweisen ergab, daß Roswitha damals intensive Rachewünsche gegen ihre Mutter empfand, weil diese sie allein bei der Großmutter zurückgelassen hatte. Das Mädchen war auf seine Mutter sogar so böse, daß es sie »nie wieder« sehen wollte. Gleichzeitig litt sie natürlich auch unter der Trennung und sehnte sich nach ihrer baldigen Rückkehr. Ihre widersprüchlichen Wünsche mußten zwangsläufig zu einer hochgradigen Ambivalenz gegenüber der Mutter führen. Diese versuchte sie mit Hilfe des Spieles durch eine Umkehr des Machtverhältnisses zu lösen. Nun war sie selbst in der Rolle der allmächtigen Mutter, während sich diese in der Vorstellungswelt des kleinen Mädchens in ein hilfloses kleines Kind (Insekt)[4] verwandelte. Was Roswitha in Wirklichkeit »passiv« erleiden mußte (die Trennung von der Mutter), fügte sie »aktiv« nun ihr zu.

Ob zu Recht oder zu Unrecht, Roswitha war unbewußt davon überzeugt, daß der Verlust der Tochter ihre Mutter genauso schmerzen würde wie umgekehrt. Genau deswegen inszenierte sie diesen auch voll Genuß. Im Spiel mit den Käfern lag es nun in ihrer Macht, wie lange die Mutter darauf warten mußte, bis sie wieder mit ihrem Kind glücklich vereinigt war.[5] Je länger Roswitha diese Zeitspanne ausdehnte, in der sie den Käfer unter Wasser hielt, um so mehr quälte sie die Mutter in ihrer Phantasie. Erst als sie den Bogen überspannte und der Käfer (ein Symbol für die bestehende Beziehung zur Mutter) nicht mehr »wiederbelebt« werden konnte, geriet Roswitha in Panik. Auf der imaginären Objektebene bedeutete dies, daß sie die Beziehung zur Mutter zerstört und sie diese für immer verloren hatte.

Analysiert man die Struktur dieses Spieles, wird klar, daß der sadomasochistischen Lust zu quälen lediglich die Bedeutung einer Vorlust zukommt. Die bewußt angestrebte

Endlust (der Orgasmus) war die Wiedervereinigung, die Verschmelzung mit der Mutter. Wir haben schon in der »Sexuellen Kraft des Mannes« darauf hingewiesen, daß auf der analsadistischen Triebebene der Tod, die Zerstörung des Objektes, ebenfalls ein Orgasmusäquivalent ist. Roswitha quälte den Käfer ja so lange, bis er tot war. Auch die Verschmelzung, die Vereinigung von Subjekt und Objekt (in unserem Fall von Kind und Mutter) muß ja zwangsläufig zur Auflösung des Subjektes führen. Aus der Perspektive des Lebenden existiert der Tod, der Zustand des »Nicht-Seins« genauso vor der Geburt wie nach Beendigung des Lebens.

Stellen Sie sich doch einmal kurz vor, die Zeit verliefe in die umgekehrte Richtung, wie ein Film, den Sie zurückspulen, und Sie würden immer jünger. Irgendwann käme der Zeitpunkt, wo sie in den Mutterleib zurückkehrten und nach der Trennung von Ei und Samenzelle ganz einfach nicht mehr existierten.

Es macht also überhaupt keinen Unterschied, ob die sadomasochistische Lösung in der Verschmelzung oder Zerstörung des Objektes gefunden wird. Der Höhepunkt im Sadomasochismus kann letztlich nur die Selbstauflösung, der Tod sein. In letzter Konsequenz drückt sich im sadomasochistischen Verhalten der hilflose Versuch des Menschen aus, die Unabwendbarkeit seines Schicksals zu leugnen. Unbewußt hängt der Sadomasochist der infantilen Illusion an, die Macht über Trennung und Tod läge in seinen Händen.

Roswitha übertrug in ihrer Beziehung das alte Interaktionsmuster mit der Mutter auf Peter. Verständlicherweise mußte sie sich immer dann verweigern, wenn es ihnen in der Ehe besonders gut ging. Denn dann mußte ihren Partner die sadistische Zurückweisung ja am meisten schmerzen. Wie auch im Spiel mit den Käfern konnte sie nicht eher aufhören, bis Peter so gekränkt war, daß er seinerseits die Beziehung zu ihr in Frage stellte. Dann brach ihr Trotz zusammen, und sie setzte alles daran, um Peter wieder für sich zu gewinnen.

Spiel mit mir Katz und Maus

Brigitte erging es in ihrer Beziehung ähnlich. Schon bald nach der Eheschließung hatte sie keine Lust mehr, mit ihrem Mann Thomas sexuell zu verkehren. Obwohl er sich im Vergleich zu früher kaum verändert hatte, ließ sie kein gutes Haar an ihm. Es paßte ihr nicht mehr, wie er aussah. Sein Einkommen war ihr zu gering, und sie konnte nichts »Gescheites« mit ihm reden. Überhaupt war jeder andere Mann besser als er. Ungeachtet der Tatsache, daß sie Thomas den Geschlechtsverkehr verweigerte und auch sonst jede sexuelle Handlung kategorisch ablehnte, erwartete sie von ihm die eheliche Treue.

Als Thomas sich dann doch auf eine Beziehung mit einer anderen Frau einließ und daran dachte, Brigitte zu verlassen, brach sie völlig zusammen. Sie drohte mit Selbstmord, versprach aber auch gleichzeitig, alles zu machen, was er von ihr verlange, wenn er nur bei ihr bliebe. Wie ausgewechselt, las sie Thomas plötzlich jeden Wunsch von den Augen ab und verwöhnte ihn nach Strich und Faden. Nach einigem Hin und Her gab Thomas seine außereheliche Beziehung auf und erklärte sich bereit, zu Brigitte zurückzukehren. – Sie können sich wahrscheinlich vorstellen, wie es weiterging: Trotz aller Beteuerungen und der vielen guten Vorsätze dauerte es nicht lange, und Brigitte war wieder die Alte. Sie verweigerte sich wieder und meinte zu Thomas' völliger Verblüffung, er hätte ja ruhig zu der anderen gehen können. Sie hätte ihn nicht zurückgehalten.

Sie finden hier ein ähnliches Interaktionssystem wie bei Roswitha. Auch Brigitte ging es in der Beziehung zu Thomas vorwiegend um die Befriedigung ihrer sadomasochistischen Triebregungen aus der frühen Kindheit. Die genitale Sexualität setzte sie nur dazu ein, um ihren Partner nicht zu verlieren. Kaum konnte sie sich seiner wieder sicher sein, stieß sie ihn erneut zurück.

Alle diese Fälle zeigen, wie sehr unbewältigte Wünsche aus der analsadistischen Triebstufe die Sexualität erwachsener Frauen beeinflussen können. Die negativen Auswirkungen dieser Entwicklungsphase auf das Lusterleben der Frau betreffen dann hauptsächlich ihre Fähigkeit, beim Geschlechtsverkehr die Kontrolle über das Geschehen aufgeben zu können. Eine Frau, die sich vor ihren passiven und aktiven Triebregungen fürchtet, wird wohl kaum fähig sein, sich lustvoll in ihrer Erregung treiben zu lassen. Sie wird den Erregungsfluß so schnell wie möglich unter Kontrolle bringen wollen und den Orgasmus genauso ängstlich zurückhalten wie als Kleinkind die Ausscheidungsprodukte.

Die Macht der Verführung

Jede Frau war lesbisch

Nachdem sich die Triebstürme der analsadistischen Phase gelegt haben und die Trotzphase überstanden ist, beginnt das Kind, sein Genitale als bedeutendste Lustquelle zu entdecken. Erst jetzt, zwischen dem zweiten und dritten Lebensjahr, interessiert es sich für den Geschlechtsunterschied. Die psychosexuelle Entwicklung tritt dadurch in eine Phase, die für Buben und Mädchen höchst unterschiedlich verläuft.

Sie erinnern sich: Im Gegensatz zu einem Jungen beginnt ein Mädchen sein Liebesleben mit einer »homosexuellen Objektwahl«. Das erste Liebesobjekt ist ja für beide Geschlechter gleich – die Mutter. Bisher verhielt sich das Mädchen in seiner Beziehung zur Mutter nicht anders als ein Junge. Warum sollte es auch? Das Mädchen läßt keinen Zweifel daran, daß es die Mutter ausschließlich für sich beansprucht und nicht gewillt ist, sie auch nur für kurze Zeit an jemand anderen abzutreten. Es verteidigt seinen Besitzanspruch voll Eifersucht. Nicht nur auf seine Geschwister, sondern auch auf seinen Vater reagiert es wie auf unerwünschte Störenfriede, sobald einer der Mutter zu nahe kommt. Das spätere Sexualleben einer Frau wird vom Verlauf dieser ersten, frühkindlichen Liebesbeziehung zur Mutter entscheidend mitbestimmt.

Die unvermeidliche Erkenntnis, daß es nicht ein, sondern zwei Geschlechter gibt, wird von Mädchen und Jungen in gleicher Weise interpretiert – als Folge eines Kastrationsaktes. Dort, wo sich beim Buben der Penis befindet, ist beim Mädchen, von außen betrachtet, eine Öffnung. Sonst nichts. Was liegt angesichts dieser Tatsache näher als die Vorstellung, daß das weibliche Geschlecht durch Kastration des männlichen entstanden sei. Wie sehr das Kind in dieser Zeit an die reale Möglichkeit der Kastration glaubt, beweisen auch die zahlreichen versteckten Kastrationsdrohungen, mit denen Erwachsene kleine Kinder von sexuellen »Unarten« abhalten wollen. (Eine Drohung büßt sofort ihre Wirksamkeit ein, wenn ihr Inhalt nicht ernst genommen wird.) Denken Sie nur an das berühmte »Vogerl« eines kleinen Jungen, welches angeblich davonfliegt, wenn er damit spielt. Offener und brutaler erfolgt die Kastrationsandrohung im Struwwelpeter. Dort wird die verbotene Selbstbefriedigung – durch das Daumenlutschen symbolisiert – mit dem Abschneiden des Daumens (= Penis) bestraft. Bei kleinen Mädchen heißt es heute zwar nicht mehr: »Wenn du da hingreifst, werden deine Finger schwarz und fallen ab«, aber die Körpersprache, der Gesichtsausdruck und sogar das bewußte Übersehen sagen mehr als tausend Worte.

Die Vorstellung, daß die Frau durch Kastration des Mannes entstanden sei, liegt vermutlich auch der biblischen Schöpfungsgeschichte, und zwar der Erschaffung der Frau, zugrunde: »Da ließ Gott der Herr einen Tiefschlaf auf den Menschen fallen, nahm ihm eine seiner Rippen und verschloß deren Stelle mit Fleisch.« (Genesis 2,21) Es ist nicht schwer zu erraten, welches Organ mit der Rippe gemeint ist: Das erigierte männliche Glied.[6]

In diesem Zusammenhang stößt man auf eine kulturgeschichtlich sehr alte Vorstellung vom Zeugungsakt, die heute noch in der Phantasie kleiner Kinder vorkommt. Sie besagt, daß der Penis bei der geschlechtlichen Vereinigung abgetrennt wird und solange im Körperinneren der Frau bleibt, bis er sich zu einem Menschen ausgewachsen hat. Hier drängt sich eine starke Analogie zum Vorgang des Brennens beim Töpfern und zum Brotbacken auf. Der geformte Teig wird in den Backofen geschoben und bleibt darin, bis das Brot fertig ist. Daher auch die Bezeichnung »Ofen« für das weibliche Genitale. »Der Ofen ist aus« ist ein Ausdruck dafür, daß eine Beziehung zu Ende ist. Diese archaische Verbindung von Brot und Laib (Leib) prägt die christliche Eucharistie bis heute.

Es gibt allerdings auch profanere Hinweise auf diese primitive Zeugungstheorie. Zum Beispiel die jüdische Redensart »Da bist du noch in Abrahams ›Wurstkessel‹[7] geschwommen«. Im Zuge der Assimilation jüdischer Idiome wurde aus dem »Wurstkessel« bald die »Nudelsuppe«. Welche andere unbewußte Vorstellung sollte diesen heute noch gebräuchlichen Bildern und Redewendungen zugrunde liegen als jene, daß der Mann über ein Reservoir (vielleicht den Hodensack) mit vielen Penissen (Rippen, Würsten, Nudeln) verfügt?

Den Zeugungsakt muß man sich entsprechend dieser urzeitlichen Theorie dann so vorstellen: Beim Geschlechtsverkehr kommt es zur Kastration des männlichen Gliedes. Im selben Augenblick, in dem ein Mann seinen Penis im weiblichen Genitale verliert, wächst ihm ein neues Glied nach. Sein abgetrennter, erigierter Penis bleibt im Körperinneren der Frau und wird von ihr »ausgetragen«. Ist der menschliche Leib dann fertig »gebacken«, kommt er beim Geburtsvorgang wieder dort zum Vorschein, wo er ursprünglich hineingeschoben wurde. Diese Vorstellung von der Zeugung findet sich nicht nur in mythologischen Überlieferungen,[8] sondern auch in vielen Kinderphantasien.

Auf dieses urzeitliche Erklärungsmodell scheint sich auch die biblische Geschichte von der Erschaffung der Frau zu stützen. Die Tatsache, daß es insgesamt vierundzwanzig Rippen (auf jeder Seite zwölf) gibt, die vom Aussehen und der Größe her dem erigierten männlichen Geschlechtsorgan ähneln, und der Mann um eine kleine Rippe mehr hat, konnte diese urzeitliche Theorie nur unterstützen.

Nachdem der »Ofen«, in den Adam seine »Rippe« hineinschieben konnte, noch nicht erschaffen war, mußte die erste Zeugung allerdings noch anders erfolgen: Gott selbst kastrierte Adam im Schlaf. Aus seinem abgetrennten Glied schuf er Eva. Demnach könnte die unbewußte Zeugungsformel lauten: Die Frau ist durch Kastration des Mannes entstanden. = Die Frau ist ein kastrierter Mann.

Die »kastrierte« Frau

Die Erforschung des eigenen Körpers läßt das Mädchen zwar die Klitoris entdecken, doch ist diese im Vergleich zum Penis viel kleiner und bestärkt es in seiner Annahme, ein verstümmeltes und – aus der Warte des Kindes! – minderwertigeres Geschlecht zu haben. Allmählich begreift das weibliche Kind auch, daß es die Mutter aufgrund ihres gleichen Geschlechtes nicht besitzen kann. Wäre es ein Mann wie Papa oder der Bruder, könnte es die Mama heiraten und für immer mit ihr zusammenbleiben. So aber ist es mit dem falschen, »kastrierten« Genitale ausgestattet und dazu verurteilt, die geliebte Mutter an das »glücklichere« männliche Geschlecht zu verlieren.

Natürlich ist das für ein Mädchen eine Tragödie. Versuchen Sie doch einmal, sich selbst in diese Situation hineinzuversetzen: Wie würde es Ihnen gehen, wenn Sie auf die ganz große Liebe Ihres Lebens verzichten müßten, weil Ihnen das entscheidende Stück zu Ihrem Glück fehlt? Vielleicht gelingt es Ihnen auf diesem Umweg, den Schmerz, die Ohnmacht und auch den Neid zu verstehen, den ein weibliches Kind in diesem Alter durchmacht. Erwachsene unterschätzen oft die Intensität der kindlichen Gefühle. Das ist ein Fehler. Kinder unterscheiden sich zwar in ihrer Realitätstüchtigkeit von Älteren, nicht aber in ihrem Gefühlserleben. Der Liebeskummer eines kleinen Mädchens ist genauso facettenreich wie der einer erwachsenen Frau. Eine Dreijährige wird die Vernichtungsgefühle, die Trauer und Wut, die mit dem Verlust ihres Liebesobjektes verbunden sind, womöglich noch schmerzhafter und noch bedrohlicher erleben als eine Dreißigjährige.

Wieweit der Wechsel des Liebesobjektes beim Mädchen von den Genen unterstützt wird, ist schwer zu beurteilen. Es liegt aber nahe, daß die heterosexuelle Orientierung bei

beiden Geschlechtern genetisch verankert ist. Darüber hinaus ist es aber nicht unerheblich, wie das weibliche Kind die Kränkung und die Wut bewältigt, die mit diesem frühen Wechsel des Liebesobjektes einhergehen. Und: Welche langfristigen Konsequenzen ergeben sich aus der Erkenntnis, daß ein Mädchen aufgrund seiner Geschlechtszugehörigkeit für immer von einer Liebesbeziehung mit der Mutter ausgeschlossen ist?
Eine Zeitlang wird es versuchen, diesen kränkenden Teil der Realität zu verleugnen. Es wird sich vielleicht damit trösten, daß ihm das fehlende Organ noch nachwächst. Die diesbezüglichen Dichtungen kleiner Mädchen sind um nichts weniger phantasievoll als die Geschichten der Bibel. Die dreijährige Marlies zum Beispiel glaubte, der liebe Gott hätte vergessen, sie mit einem »Pipi« auszustatten, und wünschte sich eines vom Christkind. Als die Mutter der zweijährigen Sigrid feststellte, es wäre ein »Gacksi« in der Hose, verneinte die Kleine entrüstet: »Kein Gacksi, ein Zipfi (Penis).«

Aber wie Marlies und Sigrid müssen alle Mädchen früher oder später die Hoffnung aufgeben, jemals einen eigenen Penis zu besitzen. Es sei denn, sie halten hartnäckig an der Realitätsverleugnung fest. Wenn das nicht der Fall ist, wird der Peniswunsch allmählich vom Kinderwunsch abgelöst. Aus naheliegenden Motiven richtet sich dieser in meisten Fällen an den Vater. Die Folge: Die Mutter wird zur Rivalin.

Die Mutter: Erst Geliebte, dann Rivalin

Die Abgrenzung von der einstigen »Geliebten« geht nicht ohne feindselige Gefühle vor sich.

Ursprünglich geben kleine Mädchen der Mutter die Schuld, daß sie ohne Penis – weiblich – zur Welt gebracht worden sind. Hätte sie die Mutter doch mit einem Penis ausgestattet, stünde ihrem Glück nichts mehr im Wege: Sie und die Mami könnten ein Paar werden. So aber sind sie auf die Mutter wütend und wenden sich enttäuscht von ihr ab und dem Vater zu. Der ist, wohlgemerkt, immer die zweite Wahl. Sie erfolgt in der Regel nicht freiwillig, sondern nur erzwungenermaßen. Das bedeutet, daß die Beziehung zwischen Frau und Mann von Anfang an ambivalent verläuft …

Wenn sich der Wechsel des Liebesobjektes erfolgreich vollzogen hat, will das Mädchen den Papa heiraten und von ihm ein Kind haben. Die Mutter wird jetzt sogar oft als störend erlebt. Im Gegensatz zum kleinen Jungen, der seine Rivalität mit dem Vater aus der Angst einstellt, von ihm kastriert zu werden, und der sich mit ihm und seiner Macht identifiziert, bleibt die Mutter für das Mädchen ein Leben lang die Rivalin. Warum? Das kleine Mädchen erlebt sich ja schon als kastriert und braucht daher seine Kastration auch nicht mehr zu fürchten. Gleichzeitig erkennt es aber, daß auch die Mutter kastriert ist. In der Folge weigert es sich also, ihre Macht anzuerkennen (»Du hast mir nichts zu sagen«). Der einzige, dem sie in der Familie Macht zugesteht, ist der geliebte Papi.

Dort, wo der, aus der Enttäuschung und der Rivalität resultierende, frühkindliche Haß gegen die Mutter nicht aufgelöst werden kann, bleibt diese eine unerbittliche Feindin. Die Feindseligkeit gegenüber der Mutter wird oft auch auf den Vater und später auf den Partner übertragen. Die Beziehung zum Vater wird aber auch dazu mißbraucht, an der gehaßten Rivalin Rache zu nehmen. Der »liebe Papi« wird gekonnt von seiner kleinen Prinzessin um den Finger gewickelt und gegen die Mutter ausgespielt. Auch im späteren Leben geht es solchen Frauen in der Liebe zum Mann weniger um die Erfüllung als darum, eine Widersacherin zu demütigen und die eigene Kastration – ihre Penislosigkeit – zu verleugnen.

Spieglein, Spieglein an der Wand ...

Wie Männer miteinander rivalisieren, ist bekannt: Der Stärkere, Potentere, Mächtigere gewinnt. Wer den »Kürzeren« zieht, verliert. Frauen, die auf ein sichtbares und meßbares »Kampforgan« verzichten müssen, tragen ihre Rivalität nur selten im offenen Zweikampf aus. Häufig entscheidet erst die Wahl des Mannes darüber, welche Frau sich als die Schönere, Mächtigere und Potentere fühlen darf. Der Mann hat dann keine andere Rolle als die des Zauberspiegels im Märchen von Schneewittchen.

»Spieglein, Spieglein an der Wand, wer ist die Schönste im ganzen Land?« Eine Frage, die schon die griechischen Göttinnen anläßlich der Hochzeit von Peleus und Thetis beschäftigte und deren Klärung zum Trojanischen Krieg führte. In Schneewittchen erkennen wir Aphrodite, die griechische Göttin der geschlechtlichen Liebe und Schönheit. Im »Zauberspiegel« den Heros Paris, den Prinzen von Troja, der im Schönheitswettbewerb der Göttinnen als Schiedsrichter fungierte. Auch der goldene Apfel, den Eris, die Göttin der Zwietracht, aus Rache, weil sie nicht zum Hochzeitsmahl eingeladen wurde, unter die Hochzeitsgäste warf, taucht im Märchen von Schneewittchen auf. Das Gift, mit dem er vergiftet wurde, ist seine Aufschrift »Wer ist die Schönste?«.

Im Märchen von Schneewittchen kommt – deutlicher als im griechischen Mythos – der Konflikt zum Vorschein, um den es darin geht: Die Rivalität zwischen Mutter und

Tochter – den ersten und damit schwersten Rivalitätskonflikt im Leben jeder heranwachsenden Frau. In diesem populären Märchen wird er mit umgekehrter Rollenzuschreibung dargestellt.
Nachdem das Mädchen erkannt hat, daß es die Mutter nicht besitzen kann, wendet es sich dem Vater zu. Die einstige Geliebte wird also zur unerbittlichen Rivalin. Das Märchen macht unmißverständlich klar, worin sich die weibliche von der männlichen Rivalität unterscheidet: Während Männer stärker, potenter sein wollen, geht es in der Rivalität zwischen Frauen um die Schönheit und die weibliche Anziehungskraft. Diese Anziehungskraft ist das phallische Gegenstück zum männlichen Penis. Eine Frau ist um so potenter, um so heftiger das Begehren ist, das sie bei Männern hervorruft.

Die Schicksalsfrage, wie sie die Königin im Märchen stellt, »Wer ist die Schönste im ganzen Land?«, beschäftigt auch ein kleines Mädchen, das mit der Mutter rivalisiert. Da es noch keine Möglichkeit hat, die Mutter real zu übertreffen, bleibt ihr nur ein Ausweg: Würde die Mutter weg sein, wäre es selbst für den Vater die Schönste und Wichtigste. Folgerichtig bietet auch das Märchen die Beseitigung der Rivalin als die einfachste Lösung an.
Solche infantilen Todeswünsche sind in der kindlichen Entwicklung völlig normal. In diesem Alter kann sich ein Kind die Konsequenzen seiner Wünsche noch nicht vorstellen. Tot sein heißt einfach »weg sein«. Beginnt ein Kind, die Schrecken, die Tod, Trennung und endgültiger Verlust bedeuten, zu verstehen, stellen sich bei ihm wegen seiner eifersüchtigen Wünsche prompt Schuldgefühle ein, die darauf drängen, die Rivalität aufzugeben.
Die doppelte Darstellung der Mutter im Märchen, nämlich als böse Stiefmutter und idealisierte gute Mutter,[9] ent-

spricht den ambivalenten Gefühlen einer Tochter ihrer Mutter gegenüber. Es handelt sich bei der »guten« und »bösen« Mutterimago um ein und dieselbe Person. Die Spaltung des Mutterbildes in die »böse Stiefmutter« und die »gute Mutter« unterstreicht das kindliche Bestreben, einen tragbaren Kompromiß zwischen den auf Beseitigung drängenden Eifersuchtsgefühlen und den Liebesgefühlen zur Mutter zu finden.

Das Märchen von Schneewittchen enthüllt seine tiefere Bedeutung dann, wenn man die Eigenschaften der bösen Stiefmutter als Projektion der kindlichen Eifersucht auf die Mutter versteht: Indem das kleine Mädchen seine bösen Wünsche auf die zur Stiefmutter gewandelte Mutter projiziert, macht es sich selbst zum Opfer. Erst aus dieser »Notwehrposition« heraus darf es seine feindseligen Regungen gegen die böse Stiefmutter ausleben und muß sich deswegen nicht mehr schuldig fühlen. Daß sich Täter gerne zu Opfern machen, ist übrigens ein Phänomen, das sich nicht nur auf die Zeit der Kindheit beschränkt.

Das verhängnisvolle Dreieck

Else war eine bildhübsche Frau. Groß, schlank, dunkles, langes Haar, ebenmäßige Gesichtszüge. Über mangelnde Anerkennung vom anderen Geschlecht konnte Else nicht klagen. Wo sie hinkam, erntete sie sofort begehrliche Blikke. Doch Männer, die sie haben konnte, ließen Else völlig kalt. Ein Mann wurde für sie erst interessant, wenn sich eine andere Frau um ihn bemühte oder wenn er schon vergeben schien. Dann setzte Else alles daran, ihn zu kriegen. Kaum hatte sie ihr Ziel erreicht, verlor sie aber das Interesse an ihrer Eroberung.

Wirklich gefährlich konnten Else also nur Männer werden,

die auf ihr Spiel nicht einstiegen oder sich für eine andere entschieden. An einer solchen, von ihr provozierten, Dreieckskonstellation zerbrach Else auch. Der Entschluß ihres damaligen Geliebten, bei seiner Frau zu bleiben, riß ihr buchstäblich den Boden unter den Füßen weg. Aus dem Spiel wurde für Else plötzlich ein Kampf auf Leben und Tod. Wie von Sinnen setzte sie alles daran, um diesen Mann doch noch umzustimmen. Durch ihr panisches Verhalten büßte sie ihre ursprüngliche Souveränität ein und trieb ihn in die Arme der anderen.

Else ging es in dieser Rivalität sicher nicht um den Mann. Der zeichnete sich weder durch besondere charakterliche Qualitäten aus noch durch Besitz oder ein gewinnendes Äußeres. Ein viel wichtigeres Motiv als die Liebe zu ihm war Elses Rachedurst aus ihrer frühkindlichen Beziehung zur Mutter. In der Konkurrenz mit der Rivalin wollte sie diesen Rachedurst stillen.

Die Weichen zu Elses späterem Unglück wurden schon sehr früh in ihrer Kindheit gestellt. Elses Mutter war eine kühle, nüchterne Frau, die im Umgang mit ihrer Tochter nicht immer zimperlich war. Ihr Vater war ein aggressionsverleugnender, hochgradig gespannter, theatralischer, unbeherrschter Mann, der seine Tochter über alles liebte und geradezu idolisierte. Obwohl sein Jähzorn auch vor ihr nicht haltmachte, vermittelte er ihr doch die Gewißheit, bedingungslos hinter ihr zu stehen, wann immer sie ihn brauchte.

Als Else knapp drei Jahre alt war, bekam sie einen Bruder. Statt sich über das Brüderchen zu freuen, reagierte Else mit kalter Ablehnung und wütender Eifersucht. Sie verlor durch ihn nicht nur ihre bevorzugte Rolle als Einzelkind, er war noch dazu ein Bub und nahm ihr die Mama weg. Schlagartig verschlechterte sich nach seiner Geburt Elses Beziehung zur Mutter. Zwischen den beiden gab es bald nur noch offene Feindseligkeit. Der Vater stellte sich in diesem Konflikt meist auf die Seite der Tochter. Ohne daß er sich dessen bewußt war, stärkte er mit seinem Verhalten ihren Glauben, sie sei für ihn wichtiger als die Mutter. In ihrer kindlichen Vorstellung glaubte Else dadurch, eine außerordentliche Machtposition einzunehmen. Sie war felsenfest davon überzeugt, daß sich der Vater bei ihrer Schicksalsfrage »Ich oder sie« für sie als Tochter entscheiden würde.

Ohne daß es Else bewußt war, suchte sie in ihren späteren Dreiecksbeziehungen immer wieder die Bestätigung für ihre kindliche Überzeugung. Solange sie ihre Lebenserfahrungen in dem Glauben, wichtiger als die Mutter zu sein, bestärkten, war Elses Welt noch in Ordnung. Erst als sie mit der Realität konfrontiert wurde, erfolgte der Zusammenbruch. Zum ersten Mal wurde sie sich ihrer Grenzen bewußt, die sie von Kindheit an, unter kräftiger Mithilfe des Vaters, erfolgreich verleugnet hatte. Plötzlich mußte sie sich eingestehen, daß sie keinesfalls wichtiger, schöner oder anziehender als die »andere« war und es auch nicht in ihrer Macht lag zu bestimmen, welcher von ihnen beiden der Mann gehörte. Diese narzißtische Kränkung empfand Else als fürchterliche Kastration.

Versuchen wir die Situation aus der Warte der kleinen Else zu verstehen: Die Mutter gönnte ihr zwar keinen eigenen Penis, aber über die vermeintliche Macht, die Else – im übertragenen Sinn – über den »Penis« des Vaters hatte, konnte sie sich schadlos halten. Indem sie der Mutter den Mann wegnahm, raubte sie ihr auch gleichzeitig ihren Penis. Auf diese Weise rächte sich das kleine Mädchen für ihre eigene Penislosigkeit, für die es die Mutter verantwortlich machte. Jetzt brauchte sie von ihr keinen Penis mehr. Sie hatte ja (über den Vater) selbst einen. Und es stand in

ihrer Macht, ob sie den der Mutter zur Verfügung stellen wollte oder nicht.
Die Entscheidung ihres Geliebten, doch bei seiner Frau zu bleiben, war für Else daher nicht nur eine unvermeidliche Niederlage, wie sie im Liebesleben häufig vorkommt, sondern eine narzißtische Katastrophe. Ihre ganze Identität, die seit frühester Kindheit auf eine Verleugnung ihrer »Kastration« aufgebaut war, stürzte mit einem Mal zusammen. Else war zerstört, vernichtet, völlig ausgelöscht.

Wann immer erwachsene Frauen die phallische Komponente ihrer Sexualität, die Verleugnung ihrer Penislosigkeit, nicht aufgeben können, laufen sie Gefahr, auf der Beziehungsebene und in der Sexualität Schiffbruch zu erleiden.

Der Unterschied ist groß

Allein die Tatsache, daß weibliche Kinder von der Paarbildung mit der Mutter ausgeschlossen sind und sich schon deswegen regelmäßig benachteiligt fühlen, würde ausreichen, um die intensiven Neidgefühle zu erklären, die ein kleines Mädchen gegenüber dem privilegierten männlichen Geschlecht entwickelt.
Aber diese frühkindlichen Neid- und Unterlegenheitsgefühle bei Mädchen gehen nicht nur auf deren unerfüllte Sehnsucht nach der Vereinigung mit der Mutter zurück. Bedenken Sie, welche Symbolkraft der erigierte männliche Phallus besitzt! Er steht für Eigenschaften wie Potenz, Aktivität, Stärke und Überlegenheit. Wie sonst, wenn nicht zurückgesetzt und kastriert sollte sich ein kleines, »penisloses« Mädchen angesichts dieser Idealisierung des männlichen Phallus fühlen?
Auch das Verhalten kleiner Jungen unterstreicht die phal-

lisch-narzißtische Bedeutung des männlichen Sexualorgans. Sie sind auf ihren »magischen Stab« unheimlich stolz und bemitleiden oder verachten gar Mädchen, die ohne dieses Machtzeichen auskommen müssen. Sie selbst fürchten natürlich den Verlust dieses kostbaren Organs. Das Gegenstück zum Penisneid des Mädchens ist also die Kastrationsangst des Jungen.

Als der zweieinhalbjährige Max das Genitale seiner Mutter beim Baden zum ersten Mal bewußt wahrnahm, reagierte er voll Angst, halb fragend, halb feststellend: »Abschneidet?!« René wollte seiner Mami sogar sein »Spatzi« schenken, weil sie so arm war und kein eigenes hatte. Dann überlegte er es sich aber doch und entschied sich für eine bessere Lösung: Er würde es ihr nur borgen. Wann immer sie es haben wolle, könne sie es sich nehmen. Uli war geschockt, als er bei seiner Schwester die Scheide sah. Er lief schnurstracks zur Mutter, weil er glaubte, seine Schwester hätte sich verletzt. Nicht nur die kindliche Phantasie, auch die umgangssprachliche Bezeichnung »Wunde« für das weibliche Geschlechtsteil unterstreicht die unbewußte Annahme, es wäre durch Kastration entstanden.

Wie eng die Vorstellung von Macht und Überlegenheit zwischen dem dritten und fünften Lebensjahr an die Existenz des realen Phallus geknüpft ist, erkennen Sie an den wilden Kampfspielen von Jungen dieses Alters. Jedes Ding, das sich nur irgendwie dazu eignet, wird sofort zu einem Schießprügel umfunktioniert. Man muß schon sehr blind sein, um zu übersehen, was die Gewehre, Revolver, Schwerter, Lanzen und Keulen in dieser Zeit symbolisieren. Der Inhalt der Spiele dreht sich fast immer darum, wer stärker und mächtiger ist. Oder offen ausgedrückt: Wer den »Größeren« hat.

Kein Wunder also, daß männliche Kinder ihren Phallus maßlos überschätzen und Mädchen, die kein solches Imponier-Organ haben, darauf mit heftigen Neidgefühlen reagieren. Der Besitz des Penis ermöglicht ja nicht nur die Paarbildung mit der Mutter, er ist auch ein Sinnbild der Unabhängigkeit, Macht und Überlegenheit seines Trägers.

Für die Existenz des Penisneides finden sich bei kleinen Mädchen unzählige Hinweise, offene genauso wie versteckte. In Anbetracht der Realität im Kinderzimmer wirkt die Heftigkeit, mit der viele Feministinnen, aber auch Psychologen und Psychologinnen die Existenz des infantilen Penisneides bestreiten, sonderbar. Die wütende Ablehnung selbst kann schon als Hinweis für die Richtigkeit dieser These aufgefaßt werden kann. Um es mit Nietzsches Worten auszudrücken: »Und niemand lügt so viel, als der Entrüstete.« Dieses Zitat bringt die unbewußten Motive, die hinter der emotionsgeladenen Kritik am Penisneid stecken, schnell auf den Punkt. Gerade die Heftigkeit, mit der die Existenz des infantilen Penisneides von manchen Feministinnen geleugnet wird, läßt ahnen, wie sehr diese Theorie ins Schwarze getroffen hat.
Aber nicht nur das. Es hat auch den Anschein, als wäre mit dieser theoretischen Beschreibung eine besonders sensible und verwundbare Stelle der weiblichen Seele berührt worden. Wäre es tatsächlich nur die krause These eines verkorksten, patriarchalischen Männlichkeitschauvinisten – kein Mensch würde sich so darüber entrüsten, wie das in psychologischen Fachkreisen oft der Fall ist. Angesichts der unmißverständlichen Verhaltensäußerungen kleiner Mädchen gibt es aber kaum Sachargumente, die für eine andere Auslegung sprechen. Eine wissenschaftliche Theorie läßt sich nicht durch irrationale Gefühlsurteile und Wunschdenken widerlegen, sondern nur durch Beweise. Und Sachargumente, welche die Theorie des infantilen Penisneides widerlegen könnten, sind bisher nicht erbracht worden.

Frauen, die diesen frühkindlichen Neidkomplex nicht überwunden haben, werden sich auch als Erwachsene noch kastriert fühlen. Daraus resultiert eine einfache Überlegung: Was sie selbst nicht haben können, soll ein anderer auch nicht besitzen.
In der Sexualität und im Alltag geht es Frauen, die unter dem Einfluß dieses Komplexes stehen, nicht um Erfüllung, sondern um Zerstörung. Genauer gesagt – um die Kastration der Person, die das begehrte Objekt besitzt. Nun muß das nicht immer der Mann sein, wie auch der Phallus nicht immer mit dem fleischlichen Penis gleichzusetzen ist. Erinnern Sie sich vielleicht noch an Ninas Mutter?[10] Sie neidete den Phallus – die Lenkerberechtigung – einer anderen Frau und »kastrierte« sie deswegen auf der verbalen Ebene. Die Kastration durch das Wort ist weiter verbreitet als man glaubt. Vermutlich haben Sie selbst auch schon einmal derartige Erfahrungen gemacht.

Die phallische Frau

Eine der großartigsten Dichtungen des Mittelhochdeutschen, das Nibelungenlied, berichtet von der isländischen Königin Brunhild. Sie war nicht nur unglaublich schön, sondern durch Zauberkraft auch unvorstellbar stark. Nur wer sie im Kampf besiegte, konnte sie zur Frau gewinnen. Wer unterlag, verwirkte sein Leben. Viele Freier ließen sich auf dieses Wagnis ein, und keiner von ihnen kehrte von seiner Reise nach Island zurück. Nur Siegfried gelang es, Brunhild zu unterwerfen. Er tat es aber nicht für sich, sondern für Gunther, dessen Schwester Krimhild er als Frau wollte. Die gedemütigte Brunhild mußte sich in ihr Schicksal ergeben und den ungeliebten Gunther zum Mann nehmen.

Was bedeutet der Mythos aus psychoanalytischer Sicht? Brunhild ist die klassische »phallische« Frau. Für sie ist der Geschlechtsverkehr ein Kampf der Geschlechter. Nur derjenige, der sie in diesem Kampf besiegt – der sie beim Geschlechtsverkehr befriedigt –, darf sie besitzen. Derjenige, der scheitert, ist kastriert. Es kann kein Zufall sein, daß ausgerechnet der Mann, der die schöne Königin nicht begehrt, aus dem Kampf als Sieger hervorgeht.
Die Verbindung zwischen dem Mythos und dem infantilen Eltern-Kind-Dreieck ist schnell hergestellt: Aus Liebe zum Vater (der im Mythos durch Siegfried vertreten ist) verzichtet das weibliche Kind (Brunhild) auf seine phallische, Männer kastrierende Sexualität. Beim Vater will sie ganz Frau sein. Ihm möchte sie sich hingeben und mit Haut und Haar gehören. Er ist aber auch derjenige, der ihre Liebe (aus der Sicht des Mädchens) verschmäht, weil er schon an eine andere (die Mutter) vergeben ist.

Was schließen wir daraus? Eine heranreifende Frau wird sich nur dem Mann sexuell hingeben, den sie im Unbewußten mit dem Vater identifizieren kann. Nur Männer, die sich dem väterlichen Vorbild als ebenbürtig erweisen, haben mit ihrer Werbung eine Chance. Die anderen bleiben, von der Frau verachtet, kastriert auf der Strecke.
Phallische Frauen, die ihren frühkindlichen Penisneid nicht überwunden haben, verhalten sich in der Sexualität nicht anders wie die streitbare Brunhild. Die unbewußte Formel lautet in diesem Fall: »Du kannst zwar meinen Körper besitzen, aber ich werde dir nie gehören.« Der Liebhaber kann sich beim Geschlechtsverkehr noch so bemühen, die Hingabe der Frau bleibt ihm versagt. Indem sie ihm vor Augen führt, daß er nicht imstande ist, sie zu befriedigen, kastriert sie ihn im übertragenen Sinn. Dahinter verbirgt sich der infantile Rachewunsch der phallischen Frau: Sie kann zwar

den realen Penis des Mannes nicht zerstören, aber sie kann ihm seine Potenz rauben, eine Frau zu befriedigen.

Die im Penisneid verwurzelten Hingabe- und Orgasmusstörungen gehören zu den verbreitetsten Sexualstörungen bei Frauen. Solche Frauen nehmen ihre eigene Unbefriedigung in Kauf, nur um den Mann um den vermeintlichen Triumph zu bringen, sie besessen zu haben.
Auch die geheimnisvolle Meerjungfrau Lorelei paßt gut ins Bild der phallisch-kastrierenden Frau. Von ihr heißt es, daß sie durch ihren betörenden Gesang die Schiffer in gefährliche Gewässer lockte. Kaum hatten sie der Verführung nachgegeben, fanden sie in den schroffen Klippen ein jähes Ende. In der Odyssee entkam Odysseus dem unwiderstehlichen Gesang der Sirenen nur, weil er sich an einen Schiffsmast binden ließ, bis die Gefahr vorüber war.

Haare auf den Zähnen

Was mit einer Frau gemeint ist, die Haare auf den Zähnen hat, wissen Sie: Eine Frau mit messerscharfer Zunge, die ihre Mitmenschen mit Worten kastriert. Mit den Haaren auf den Zähnen können wohl nur die Haare über den Zähnen, also der Bartwuchs, gemeint sein. Eine Frau, der Barthaare aus dem Gesicht sprießen, ist für die meisten der Inbegriff einer männlichen, »phallischen« Frau.
Eine tiefergehende Analyse zeigt, daß in der Redewendung »eine Frau mit Haaren auf den Zähnen« noch Reste der Urangst des Mannes vor dem »bissigen«, kastrierenden weiblichen Genitale erhalten sind. Allerdings wurde die peinigende Sexualvorstellung von der Genitalöffnung auf die Mundöffnung verschoben. Das kommt nicht von ungefähr. Die Beschaffenheit des weiblichen Genitales zeigt ja schon

rein äußerlich Ähnlichkeiten mit dem Mund. An diese Übereinstimmung erinnern in der deutschen Sprache die Bezeichnungen »Schamlippen« und »Muttermund«. Was liegt also angesichts dieser Analogie näher, als auch die untere Mundöffnung mit denselben Attributen auszustatten wie die obere? So entstand das Phantasma von der »Vagina dentata«, der bezahnten Vagina. Eine Frau mit Haaren auf den Zähnen ist demnach eine phallische, aggressive, »bissige« Frau, hinter deren (Scham-)Haar sich scharfe Zähne verbergen. Sie ist das Sinnbild der kastrierenden Frau.

Heike ist eine Frau mit Haaren auf den Zähnen. Sie hat nur wenige Freunde, und selbst an denen läßt sie »kein gutes Haar«. Auch Albert, ihr Partner, hat bei ihr nicht viel zu lachen. Gleichgültig ob es um seinen Beruf oder seine Potenz geht: In Heikes Augen ist Albert ein kompletter Versager. Das läßt sie in ungenierter Offenheit auch alle Welt wissen.

Albert ist selbständig und leitet ein kleines Unternehmen. Aufgrund der unsicheren Wirtschaftslage stand er schon mehrmals mit dem Rücken zur Wand, meisterte die kritischen Situationen aber immer mit größtem persönlichen Einsatz und unternehmerischem Geschick. Doch beruflicher Streß und Existenzängste zählen bei Heike nur wenig. Obwohl sie selbst nicht berufstätig war, wurde ihr Sohn untertags hauptsächlich von den Großeltern betreut. In der Nacht mußte selbstverständlich Albert aufstehen, wenn dem Kleinen etwas fehlte. Als die aufgestaute Wut bei Albert zu Potenzstörungen führte, erörterte Heike diese bis ins kleinste Detail bei einem größeren Familienfest. Sie fand auch nichts dabei, Albert vor einem Geschäftspartner bloßzustellen. Heike quälte Albert bis aufs Blut – sie kastrierte ihn nach Strich und Faden.

Warum tat sie das? Heikes »Haare auf den Zähnen« erfüllten dieselbe Funktion wie die Dornenhecke in »Dornröschen«. Unbewußt sehnte sich Heike nach einem Prinzen, der potent genug war, die Dornenhecke zu durchbrechen. Ein Mann, der sich von der Vagina dentata nicht mehr kastrieren ließ und die schlafende Prinzessin nach hundertjährigem Schlaf endlich wachküßte.
Wie die nordische Königin Brunhild forderte Heike jeden Mann zum Kampf heraus. Letztlich tat sie das aber nur, um endlich dem Richtigen zu »unterliegen« und in ihrem Frausein Erfüllung zu finden. Jeder erfolgreiche Kastrationsversuch ließ Heike noch unglücklicher, einsamer und verbitterter werden. Ihre infantile Wut ließ sie trotzig am imaginären Besitz eines männlichen Phallus festhalten. Solange sie im Geschlechtsakt nicht von einem wirklichen Phallus kastriert = befriedigt wurde, konnte es für sie keine Erlösung geben.

Dasselbe Motiv findet sich im Mythos von der verwunschenen weißen Frau. Meist begegnet die weiße Frau einem armen Hirtenjungen, der auf einer einsamen Alm seine Arbeit verrichtet. Ihre weiße Kleidung stellt den Bezug zu ihrer Unschuld, ihrer Jungfräulichkeit her. Sie verheißt dem Hirten einen unermeßlichen Schatz, der in einer unterirdischen Höhle sein soll. Den Eingang zu dieser Höhle würde sie selbst in Gestalt einer gräßlichen Schlange bewachen, aber er dürfe sich von ihrem abscheulichen Aussehen nicht abschrecken lassen. Um sie von ihrem fürchterlichen Fluch zu erlösen, müsse er seine Angst bezähmen und sie auf den Mund küssen. Andernfalls wäre sie für weitere hundert Jahre verflucht.
Wie im Märchen vom Dornröschen muß der Held auch in dieser Erzählung eine schreckliche Hürde überwinden, bevor ihm der Schatz gehört. Wofür steht diese Hürde?

Sowohl die Dornen in der Hecke (ein Sinnbild für die weibliche Schambehaarung)[11] als auch die Schlange, die den Schatz bewacht, deuten auf einen kastrierenden weiblichen Phallus, der dem Glück des Helden im Weg steht. Der Kuß auf den Mund ist eine eindeutige Umschreibung des Geschlechtsverkehrs. Das belegt auch der Ausdruck »Fotze«, der die Vagina und den Mund bezeichnet.

Sie erkennen nun, was diese Märchen und Mythen sagen wollen: Nur der Mann, der sich von der Frau nicht kastrieren läßt und der Kastrationsdrohung widersteht, die vom weiblichen Geschlechtsteil ausgeht, erobert am Ende den Schatz. Nur er wird mit der Liebe der von ihrem phallischen Schicksal erlösten Frau belohnt. Im Normalfall ist es die Liebe zum Vater, die das Mädchen auf seine phallischen Wünsche verzichten läßt. Aber in manchen Fällen erweist sich der als schlechter Erlöser.
Die Vorstellung vom bissigen, kastrierenden Genitale gehört zu den sexuellen Urängsten des Mannes. Sie ist für seine ambivalente Einstellung gegenüber der Frau mit verantwortlich. Es ist wahrscheinlich, daß diese tiefsitzende männliche Ambivalenz an der Entstehung des Hexenglaubens beteiligt ist, dem im Laufe der Jahrtausende Millionen von Frauen zum Opfer gefallen sind. Allein im Mittelalter wurden unzählige Frauen bestialisch ermordet, weil man ihnen Hexerei unterstellte. Es ist kein Zufall, daß das Bild, welches die Inquisition von der Hexe gezeichnet hat, bis ins kleinste Detail dem der gefürchteten phallischen Frau entspricht. Darauf weisen auch ihre äußeren Attribute hin: Ihre lange Nase, ihre Warzen, ihr Bartwuchs, ihr Buckel, der Besen, auf dem sie reitet, und nicht zuletzt ihr wild wachsendes, aufgelöstes Haar.
Hexen wurden nicht nur für die Impotenz eines Mannes verantwortlich gemacht. Man behauptete sogar, daß sie das

männliche Glied zur Gänze weghexen könnten. Deswegen schickte man Frauen sogar auf den Scheiterhaufen. Gibt es einen besseren Beweis für die unbewußten Kastrationsängste des Mannes als die Anklagen, die gegen vermeintliche Hexen erhoben wurden?

Aus dieser Sicht konnte die Hexenverfolgung natürlich nur einem Ziel dienen: Der Kastration und Unterwerfung der Frau. Davon handelt auch das Märchen vom Aschenbrödel ...

Guguru, Guguru, Blut ist im Schuh

Das Mädchen, dessen Geschichte im Märchen erzählt wird, hieß deswegen Aschenbrödel, weil es sich zum Schlafen in die Asche legte, damit es nicht frieren mußte. »In (die) Asche legen« ist doppeldeutig. Bedeutet etwas »in Asche legen« nicht auch verbrennen? Und sind in der Zeit der Hexenverfolgung, in der das Märchen entstanden ist, auf Befehl der Heiligen Inquisition nicht unzählige Frauen »in Asche gelegt worden«? Frauen, die als Hexen verleumdet wurden und deshalb brennen mußten.

Eine Frau, die sich freiwillig in die Asche legt, läßt daran denken, daß sie sich damit selbst durch das »reinigende« Feuer der Kastration ihrer phallischen Kräfte beraubt. So ist das Aschenbrödel aus unserer Sicht das Sinnbild der unterworfenen, demütigen, kastrierten Frau. Vor ihr braucht sich kein Mann mehr zu fürchten.

Daß sie sich mit ihrer Kastration abgefunden hat, geht allein schon aus den Eigenschaften hervor, die ihr zugeschrieben werden: Sie ist fleißig, gehorsam und brav und fügt sich willig in ihr Schicksal. Auch in der Liebe verhält sie sich passiv. Sie hält sich bescheiden im Hintergrund und läßt sich vom Prinzen entdecken. Hier erinnert das Mär-

chen an das biblische Gleichnis: »Die Letzten werden die Ersten sein.«
Aber trotz seiner vordergründig zur Schau getragenen Demut ist Aschenbrödel alles andere als machtlos. Sie besitzt zwar keinen männlichen Phallus, besticht aber durch ihre Schönheit und Anziehungskraft. Und sie weiß bei aller Bescheidenheit, wie sie es anstellen muß, daß der Prinz ihrer weiblichen Anziehungskraft zur Gänze erliegt. Genau in dem Augenblick, als er Feuer gefangen hat, zieht sie sich zurück. Er muß ihr im wahrsten Sinne des Wortes nachlaufen, um sie zu gewinnen.

Wie anders verhält es sich da mit ihren beiden Stiefschwestern. Diese erscheinen im Märchen nicht unbedingt als unterwürfig und bescheiden. Im Gegenteil: Immer wieder wird darauf hingewiesen, wie berechnend und herrschsüchtig sie sind. Es widerstrebt ihnen, darauf zu warten, bis der Prinz von sich aus anklopft. Sie nehmen die Sache lieber selbst in die Hand. Die zwei Mädchen putzen und schmükken sich, rivalisieren offen um seine Gunst und scheuen keine List, ihn für sich zu erobern.
Ihre Haltung entspricht voll und ganz dem Bild der phallischen Frau. So ein Verhalten bleibt im Märchen natürlich nicht ungestraft: Männliche Frauen müssen unterworfen, also kastriert werden. Je nach Überlieferung erfolgt die weibliche Kastration im Märchen vom Aschenbrödel auf unterschiedliche Weise:
Bei den Gebrüdern Grimm kastrieren sich die Schwestern selbst, damit sie in den Schuh hineinpassen. Die eine schneidet sich die Zehe ab, die andere die Ferse. Das Urteil der Tauben, »Guguru, Guguru, Blut ist im Schuh«, verkündet, daß die falsche Prinzessin im Schuh steckt.
In der Ausgabe von Bechstein picken die Vögel am Ende des Märchens den Stiefschwestern die Augen aus, um sie

für ihr neidisches, mißgünstiges Verhalten zu bestrafen. Die Blendung ist seit je her ein Äquivalent für die Kastration.

Was ist also der tiefere, unbewußte Sinn des Märchens? Nur die Frau, die ihre Weiblichkeit nicht als Kastration erlebt und daher auch den Mann nicht mehr kastrieren muß, wird mit dem Prinzen belohnt. Frauen, die im Unbewußten am Besitz eines männlichen Phallus festhalten, gehen nicht nur leer aus – zu guter Letzt werden sie vom Schicksal gewaltsam kastriert.
Im Volksmärchen wird die phallische Frau – wie könnte es anders sein – auch als hinterhältige, bösartige Ziege dargestellt. Sie erinnern sich vielleicht noch an die Geschichte vom »Tischlein deck' dich, Esel streck' dich«. Ein Müller läßt seine Lieblingsziege von seinen Söhnen auf die Weide führen. Obwohl die sie dort ausführlich »grasen« lassen, verneint die heimtückische Ziege nach ihrer Rückkehr die Frage des Müllers, ob sie satt sei (die Sättigung ist hier als Metapher für den Orgasmus zu verstehen[12]): »Wovon soll ich denn satt sein? Ich sprang nur über Gräselein und fand kein einzig Blättelein.« Die Strafe für die Söhne folgt auf dem Fuß. Weil es ihnen nicht gelang, die Ziege zufriedenzustellen, werden sie aus dem Haus gejagt (ein Symbol für die männliche Niederlage).

Die Lust an der Rache

Dieses Muster ist Ihnen bereits vertraut: Nicht nur im Märchen, auch im Alltag kann der Partner einer phallischen Frau tun und lassen, was er will, er wird die »Ziege« nicht befriedigen. Warum? Weil sie eben nur eines im Sinn hat: Die Zerstörung seiner phallischen Potenz, seine Kastration. Wenn sie schon nicht seinen realen Penis zerstören kann, so

doch seine Potenz, sie zu befriedigen. Phallischen Frauen gelingt es immer wieder, Männer, die ihrem Reiz verfallen sind, in den Abgrund zu stoßen.
Was aber haben Frauen davon, wenn sie Männer verführen, ohne sie ans Ziel kommen lassen? Immerhin finden rund 40 Prozent an einem solchen Verhalten Gefallen. Offensichtlich geht es dabei nicht um die Befriedigung genitalsexueller Bedürfnisse, sondern um Rachewünsche. Um ihren unbewußten Rachedurst am Mann zu stillen, verzichten solche Frauen sogar auf ihr sexuelles Glück. Das überrascht nur so lange, als man die Lebensgeschichte der Betroffenen nicht kennt.

Laura wurde in ihrer Kindheit von ihrem Vater, einem Spieler und »Frauenhelden«, körperlich und seelisch brutal mißhandelt. Christas Vater mißbrauchte und schlug seine Tochter. Wenn Bettina nicht »parierte«, ohrfeigte ihr Vater sie, daß sie quer durchs Zimmer flog. Solcherart auf das Liebesleben vorbereitet, ist es kein Wunder, wenn Frauen im späteren Leben Männer hassen.
Eigentlich sollte der Vater für seine Tochter die Brücke zu ihrer Weiblichkeit sein. Er ist ihr erstes heterosexuelles Liebesobjekt. Mit ihm will sie eine Familie gründen, von ihm möchte sie ein Kind. Bestätigt er sie durch Zärtlichkeit und liebevolle Bewunderung in ihrer weiblichen Potenz, ohne dabei die Inzestgrenzen zu verletzen oder sie in der Rolle der Ersatzpartnerin zu verführen, stärkt er ihr weibliches Selbstbewußtsein. Er fördert dadurch die Entfaltung ihrer sexuellen Anziehungskraft und hilft ihr so, ihre männlich-phallischen Wünsche zugunsten der weiblich-genitalen aufzugeben.
In einer hinlänglich guten Vater-Tochter-Beziehung, wird das kleine Mädchen bald die Sehnsucht entwickeln, statt eines eigenen Penis den des Vaters zu bekommen. Das

Kind, welches sie in der Phantasie von ihm empfängt, entschädigt sie dann ein für allemal für ihren nicht vorhandenen Penis. Klar, daß die Mutter, die einstige Geliebte, in dieser Phase zur störenden Rivalin wird. Die kleine Prinzessin kann oft nicht verstehen, warum der großartige Papi gerade sie zur Frau genommen hat, wo er doch eine viel bessere haben könnte. Nämlich sie selbst.
Mit einer Frau, deren frühkindliche Liebe zum Vater traumatisierend verlaufen ist, haben es spätere Partner schwer: Ohne daß es ihr bewußt ist, wiederholt sie in ihrem erwachsenen Liebesleben die enttäuschende Beziehung zum Vater ...

Verliebt, verführt, vernichtet

Als Heinz seine Frau Silke für sich gewinnen konnte, glaubte er, ihm sei der große Wurf gelungen. Er war bereit, ihr die ganze Welt zu Füßen zu legen. Jeden Wunsch las er ihr von den Augen ab. Doch was er auch tat, es war immer das Falsche. War er beim Sex zärtlich, wollte Silke hart genommen werden. Verhielt er sich bestimmt, verlangte sie sanfte Berührungen. Mit der Zeit wurden Silkes verletzende Entwertungen unerträglich, und die Stimmung zwischen den beiden wurde zunehmend feindselig. Eine Gehässigkeit jagte die andere. Obwohl Heinz spürte, daß das Bild, welches Silke von ihm zeichnete, in der Realität mit ihm nur sehr wenig zu tun hatte, ließ er sich dennoch immer wieder zu einem Streit provozieren.
Sobald Silke merkte, daß Heinz vor Wut außer sich geriet, goß sie zusätzliches Öl ins Feuer. Es schien, als würde es ihr tiefe Genugtuung bereiten, wenn er in ohnmächtigem Haß die Kontrolle verlor und ausrastete. Die Auseinandersetzungen wurden immer exzessiver. Bald blieb es nicht mehr

beim verbalen Schlagabtausch. Obwohl Silke kräftemäßig Heinz weit unterlegen war, schlug sie ihm wiederholt provokant ins Gesicht und löste damit jedes Mal einen wütenden Raufhandel aus.
Im Bett schimpfte sie ihn einen Schlappschwanz. Jeder Mann könne eine Frau besser befriedigen als er. Die Lustwiese entpuppte sich bald als Kampfstätte, der Liebesakt artete zum Machtkampf aus. Heinz hatte den Wunsch, Silke so zu penetrieren, daß ihr Hören und Sehen verginge. Silke stellte sich vor, ihn solange »zusammenzureiten«, bis er nicht mehr konnte, um dann noch mehr »Liebe« von ihm zu verlangen.

Das Muster, welches die beiden in ihrer Beziehung strickten, war klar. Je mehr sich Heinz bemühte, Silke zufriedenzustellen, um so offensichtlicher kastrierte sie ihn. Wenn es ihr gelang, ihn zum Ausrasten zu bringen, empfand sie das als ihren Triumph. Sie fühlte sich paradoxerweise als Siegerin, wenn er sie beschimpfte, entwertete oder schlug. Ihr »Verweigerungs-Phallus« konnte zwar niemanden befriedigen. Aber die Macht, einen Mann zu zerstören, ihn seiner männlichen Potenz zu berauben, hatte er allemal noch.
Nachdem Silke mit ihrer Analyse begonnen hatte, dauerte es nicht lange, bis ihre Störung auch in der Beziehung zum Analytiker sichtbar wurde.
Silke beteuerte zunächst überschwenglich, wie glücklich sie sei, endlich jemanden gefunden zu haben, der sie versteht. Aber bald entwertete sie auch den Analytiker. Sie stellte seine analytischen Fähigkeiten in Frage und erklärte lakonisch, daß ihr die Analyse – im Gegensatz zu den vorangegangenen Therapien – überhaupt nichts bringe. Silke probierte aus, wie weit sie bei ihm gehen konnte. Einmal stellte sie fest, daß sie nur dann mit ihm arbeiten könne, wenn zwischen ihnen eine freundschaftliche Beziehung bestünde.

Dann wieder weigerte sie sich, das Honorar zu bezahlen, oder verlangte eine andere Stundeneinteilung. Im Gegensatz zu früher fühlte sie sich jetzt nur noch falsch verstanden. Sie tat seine Versuche, auf sie einzugehen, als Unsinn ab und provozierte ständig neue Konflikte. Mit der Zeit wurde deutlich, daß sie mit der Analyse bestimmt nicht nur das Ziel ihrer Heilung verfolgte. Mindestens genauso angestrengt arbeitete sie daran, ihren Analytiker in seinen Bemühungen um ihre Wiederherstellung scheitern zu lassen. Auf der therapeutischen Ebene entsprach sein Scheitern einer Kastration. Und die wollte sie auch ihm – wie schon etlichen Therapeuten vor ihm – liebend gerne zufügen. Auf jede richtige Deutung von ihm reagierte sie daher mit offener Wut. Schließlich wollte sie die Jägerin und nicht das gejagte Wild sein. Gleichzeitig aber schien sie die Erkenntnis, daß sich der Analytiker von ihr weder kastrieren ließ noch ihre Kastration betrieb, zunehmend mit Sicherheit zu erfüllen. Das änderte aber vorerst nichts an ihrem Verhalten. Die Provokationen dauerten mehrere Jahre an.

Als es Silke nach unzähligen Versuchen nicht gelungen war, ihren Analytiker zu zerstören, trat eine Erschöpfungspause ein. Allmählich wurde ihr bewußt, daß sie dieses Spiel nur verlieren konnte – unabhängig davon, ob sie es in der Analyse oder im Leben spielte: Würde es ihr gelingen, ihren Analytiker so wie ihren Partner zu kastrieren, bliebe sie unbefriedigt und verlassen auf der Strecke. Wer sollte sie dann noch erlösen? Würde sie sich aber auf die Analyse einlassen, käme das einer Unterwerfung gleich, und sie wäre die Kastrierte. Wie sie es auch drehte und wendete, sie stieg immer als Verliererin aus. Diese Erkenntnis leitete schließlich eine Wende in Silkes Leben ein. Sie ordnete ihre Rachewünsche schrittweise ihren genitalen Bedürfnissen unter und gab der Sehnsucht nach einem erfüllenden Sexualleben nach.

Der erste Mann im Leben einer Frau

Silke war ein unerwünschtes Kind. Die Eltern lebten in ständigem Streit, der Vater war ein Trinker. Im Rausch verlor er alle Hemmungen, schlug und vergewaltigte seine Frau. Nach deren Tod drängte er seine dreijährige Tochter in die Rolle eines Partnerersatzes. Unter Alkoholeinfluß war er völlig unberechenbar. Er erhob völlig absurde Beschuldigungen gegen Silke, schlug sie in seiner Wut mit den Fäusten in Gesicht oder trat sie. Und es kam auch zu sexuellem Mißbrauch. Aber der ungeheure Haß, den die kleine Tochter gegenüber dem Vater empfand, rief bei ihr ebenso große Schuldgefühle hervor. Bald war ihre Ambivalenz ihm gegenüber so groß, daß sie innerlich daran zu zerbrechen drohte. Die sadistische Behandlung durch den Vater und die verschwommenen Inzestgrenzen waren der Nährboden für Silkes Charakterstörung im Erwachsenenalter.

Obwohl Silke bewußt keine Gelegenheit ausließ, um einen Mann sadistisch zu quälen, hatte sie sich unbewußt zu einer Masochistin entwickelt: Nicht nur das Schlagen, auch das Geschlagenwerden erregte Silke sexuell, denn es hatte für sie auf einer tiefen Ebene die Bedeutung eines aggressiven Geschlechtsverkehrs. Im Unbewußten steht das Schlagen und Geschlagenwerden tatsächlich häufig für den Geschlechtsverkehr. Dieser Zusammenhang läßt sich noch in vielen alten Bräuchen und Tänzen nachweisen.

Erst als es Silke gelang, die Lust, die sie beim Schlagen und Geschlagenwerden empfand, auch beim Geschlechtsverkehr zuzulassen, ohne sich deswegen gleich als kastriert zu erleben, besserte sich ihr Befinden.

Wie wichtig die frühkindliche Beziehung zum Vater für das spätere Sexualleben einer Frau ist, zeigt auch die nächste Fallgeschichte.

Wenn Linda ein Mann gefiel, behandelte sie ihn zunächst wie Luft. Geschickt versuchte sie damit, seine Aufmerksamkeit auf sich zu lenken. Hatte sie diese endlich erreicht, setzte sie sich gekonnt in Szene, ohne das Ziel ihrer Begierde auch nur eines Blickes zu würdigen. Es dauerte nie lange, bis das Herzblatt angebissen hatte. Obwohl sich Linda auch dann noch reserviert gab, lag ihr der Mann schnell zu Füßen. Mit gekonnter Zurückhaltung verführte sie ihn solange, bis er ihr völlig verfallen war. Je unnahbarer sie sich gab, um so begehrenswerter wurde sie für den betroffenen Mann. In seiner Phantasie war sie bald die Traumfrau, die er um jeden Preis haben wollte. Aber darin bestand auch Lindas Dilemma: Linda fürchtete, das Interesse und die Bewunderung des Mannes zu verlieren, sobald sie sich ihm nicht mehr verweigerte. Denn würde er erst einmal herausfinden, wie sie wirklich war, würde er sich enttäuscht von ihr abwenden.

Lindas selbstauferlegte Distanziertheit setzte nun einen Teufelskreis in Gang. Je länger sie sich verweigerte, um so überhöhter wurden seine Vorstellungen und um so drängender sein Verlangen. Um das Ideal, das er von ihr hatte, nicht zu zerstören, mußte Linda sich also immer weiter entziehen.

Linda hatte zwar die Kraft, Männer zu verführen, aber sie fürchtete, in der Liebe nicht erfüllend zu sein. Trotz ihrer unzähligen Eroberungen war sie in ihrem Innersten eine sexuell unsichere Frau. Sie mußte sich hinter einer Verweigerungshaltung verstecken, weil sie Angst hatte, einem Mann nicht zu genügen, sobald sie sich ihm hingab. Linda hatte die Macht, sein Verlangen zu wecken und seinen Penis nach ihrer Pfeife »tanzen« zu lassen. Aber sie durfte dieses Verlangen nicht stillen – die Furcht, die Anziehungskraft einzubüßen, wenn sie die Verweigerung aufgab, war zu groß. Insgeheim war Linda von ihrer weiblichen Unzulänglichkeit überzeugt. Sie glaubte zu Unrecht, daß ein Mann, in dessen Armen sie Erfüllung fand, sofort das Interesse an ihr verlieren würde.

Der Hunger nach Anerkennung

Wie kam es zu dieser verzwickten Situation? Lindas weibliches Selbstvertrauen wurde schon in den ersten Lebensjahren schwer erschüttert. Als sie sich allmählich mit der Vorstellung angefreundet hatte, nie einen eigenen Penis zu besitzen, begann sie statt dessen – wie alle Mädchen in diesem Alter – ihren Körper narzißtisch zu besetzen. Linda wollte schön sein, hübsche Kleider haben und sich in der Bewunderung ihrer Umgebung sonnen. Während ein drei- bis vierjähriger Junge stolz seinen Penis zur Schau stellt, präsentiert sich das kleine Mädchen als Gesamtes. Bleibt die anerkennende Reaktion aus oder wird das Mädchen in seinen exhibitionistischen Wünschen sogar beschämt oder verächtlich gemacht, kommt es zwangsläufig zu einer Irritation seines weiblichen Selbstverständnisses.
In Lindas Elternhaus hieß es immer: »Schau dich nicht ständig in den Spiegel. So schön bist du nicht.« Oder: »Wenn du so oft in den Spiegel schaust, kommt der Teufel heraus.« Später, als Linda sich in Jungen zu verlieben begann, entmutigten sie ihre Eltern wieder: »Glaubst du wirklich, der interessiert sich für dich?« Lindas Vater kümmerte sich kaum um seine kleine Tochter. Von ihrer Liebe zu ihm merkte er nichts. Seine Aufmerksamkeit galt anderen Frauen, in die er viel Geld und Zeit investierte.
Die mangelnde Resonanz, die Linda von ihrem Vater bekam, stellte eine schwere Kränkung für ihren weiblichen Narzißmus dar. Sie führte zu einer tiefen inneren Unsicherheit und schweren Zweifeln an ihrer weiblichen Potenz.

Kleine Mädchen brauchen die Bestätigung, daß sie schön sind und gefallen. Wird ihnen diese Anerkennung verweigert, fühlen sie sich zum zweiten Mal kastriert. Nur haben sie dann keine Möglichkeit mehr, ihrer Kastration erfolgreich zu entkommen.

Marion und Kurt meinten es mit ihrer Tochter Sabine sehr gut. Die Mutter, eine emanzipierte, selbstbewußte Frau, wollte nicht, daß sich Sabine zu einem Dummchen entwikkelte. Um nur ja keine Unterlegenheitsgefühle aufkommen zu lassen, brachte ihr der Vater sogar bei, wie man stehend pinkelt. Sabines Haare waren kurz geschnitten. Sie trug Jeans und T-Shirts. Sabine sollte nicht mit Puppen spielen, schließlich wollte man sie nicht frühzeitig in ein Rollenklischee zwängen. Sabine sollte nur ja nicht zum Heimchen am Herd erzogen werden.
Mit drei Jahren kam Sabine in eine alternative Kindergruppe. Ihre Eltern waren völlig fassungslos, als sie hörten, daß Sabine sich am liebsten in der Puppenecke aufhielt oder als Braut verkleidet Heiraten spielte. Auch die anderen Mädchen zogen das »Vater-Mutter-Kind-Spiel« den kämpferischen Spielen der Jungen vor. Die genossen es, wie bei der Biene Maja als »Ameisensoldaten« im Entenmarsch durch den Kindergarten zu ziehen.
Sabines Eltern hatten die Tochter unbewußt in ihrem weiblichen Selbstbewußtsein nicht bestärkt, sondern kastriert. Zumindest eine Zeitlang hätten sie ihr gönnen sollen, eine wunderschöne, strahlende kleine Prinzessin zu sein. Genauso notwendig ist es, kleine Jungen vorübergehend ihre phallischen Kampfspiele ausleben zu lassen. Deckt sich der männliche Phallus mit dem Penis, so entwickelt sich der weibliche Phallus aus dem Körperschema und der Wirkung des Mädchens auf die Außenwelt – vorrangig auf den Vater. In dieser Phase wird der Phallus von

beiden Geschlechtern narzißtisch besetzt. Diese narzißtische Besetzung ist der Kern der späteren Geschlechtsrollenidentität. Männer, die den weiblichen Phallus besetzen, werden eher in Richtung Homosexualität tendieren. Diese Spielart der Sexualität bietet ihnen eine hervorragende Möglichkeit, neben ihren aktiven auch ihre passiven Wünsche auszuleben.[13]

Frauen, deren Sexualität auch im Erwachsenenalter noch am männlichen Phallus orientiert ist, haben es schwerer – ihnen fehlt in der Realität ein entsprechendes, aktives Vollzugsorgan. Um im Machtkampf mit dem Mann nicht zu unterliegen, müssen sie sich zwangsläufig mit der Verweigerung identifizieren. Nur wenn sich so eine Frau von ihrem Partner nicht befriedigen läßt, ist sie stärker als er. Für diese »Stärke« opfern phallische Frauen ihr Liebes-, oft sogar ihr Lebensglück.

Seine Abhängigkeit ist ihre Macht

Inzwischen wissen Sie es ja: Eine Frau kann einen Mann sexuell nicht besitzen. Dennoch ist sie in der Sexualität alles andere als machtlos.

Es stimmt zwar, daß der Mann einer Frau seinen sexuellen Willen aufzwingen kann. Aber was ist das für ein Mann, der eine Frau mit Gewalt nehmen muß? Letztendlich ist er nicht potent genug, um sie aktiv für sich zu gewinnen. Für die meisten Männer ist jeder sexuelle Druck einer Frau gegenüber ein offenes Eingeständnis ihrer erotischen Unzulänglichkeit. Schon der männliche Narzißmus verlangt, daß sich eine Frau aus Liebe hingibt.

Natürlich wertet die Hingabe einer Frau das Selbstbewußt-

sein eines Mannes auf. Durch ihre Wahl hat sie ihn allen anderen Männern vorgezogen. Das ermöglicht ein Gefühl der Überlegenheit. Je strahlender und begehrter die Frau ist, um so mehr wertet sie den Mann dadurch auf. Sie stärkt auf diese Weise nicht nur sein Selbstwertgefühl, sondern auch seinen Glauben, potenter als die anderen Männer zu sein. Warum sonst sollte sie gerade ihm ihre Gunst schenken? Und welcher Mann hört nicht gerne nach dem Liebesakt von seiner Geliebten: »So gut wie du …«
Es wäre einer Frau auch gar nicht möglich, den Partner durch die Verweigerung ihres Höhepunktes zu kastrieren, würde ein Mann nicht großen Wert darauf legen, sie zu befriedigen. Er will das sicher nicht aus reiner Selbstlosigkeit, sondern weil es seinem Narzißmus schmeichelt, wenn er einer Frau in der Liebe Glück schenken kann.
Diese Anfälligkeit des Mannes für narzißtische Bestätigung durch die Frau verleiht ihr eine ungeheure Macht. Darüber hinaus wirkt sie auch über ihre erotische Ausstrahlung und das, was wir als sexuelle Anziehungskraft bezeichnet haben. Jede Frau kann diese Kraft in sich entdecken und entfalten. Bei vielen ist sie zwar verschüttet, aber sie ist immer da.

Lange Zeit ist die weibliche Sexualität im Patriarchat verleugnet und unterdrückt worden. Die Frau war ein Besitztum des Mannes. Sie durfte ihre sexuelle Kraft gar nicht zur Entfaltung bringen. Denn indem sie das Begehren anderer Männer weckte, gefährdete sie seinen Besitzstand. Der Verhaltenskodex und die Bekleidungsvorschriften, die für anständige Frauen galten, waren so gewählt, daß sie die Frau in ihrer sexuellen Ausstrahlung kastrierten. Denn die weibliche Potenz besteht ja vor allem in der Fähigkeit der Frau, durch ihre Ausstrahlung und erotische Anziehungskraft beim Mann sexuelle Wünsche hervorzurufen. Diese Macht entwickelt sie aber nur dann, wenn sie ein ungebrochenes erotisches Verhältnis zu ihrem Körper hat und ohne falsche Scham ihre exhibitionistischen Wünschen ausleben kann. Frauen, die sich gerne zeigen und bewundern lassen, denen die sexuelle Erregung, die sie bei Männern hervorrufen, selbst Lust bereitet, werden mit ihrer sexuellen Kraft die gewünschte Wirkung erzielen. Sie sind – im weiblichen Sinn – potente Frauen, die sich ihrer sexuellen Anziehungskraft bewußt sind und diese auch in vollen Zügen genießen.

Laura ist keine schöne Frau. Weder ihr Gesicht noch ihr Körper entsprechen den Maßstäben eines Models. Trotzdem gibt es kaum einen Mann, der sich Lauras sexueller Ausstrahlung entziehen kann. Das war nicht immer so. Laura mußte an sich arbeiten, bis sie ihre sexuelle Kraft entfalten konnte. Sie schämte sich, offen zu ihrer Sexualität zu stehen, und sie leugnete ihre sexuellen Sehnsüchte. Zu dieser Zeit war Laura eine graue Maus. Reizlos, farblos, unscheinbar.

Die Wende kam, als Laura ein Kostümfest aufsuchte. Sie ging als Prostituierte und trug einen provokanten Ledermini, Netzstrümpfe und Schuhe mit hohen Stilettos. Ihre Brüste wurden von einem eng anliegende Top umspannt. Laura hatte sich in ihren erotischen Tagträumen schon oft so ein Outfit ausgemalt. Jetzt präsentierte sie sich tatsächlich in dieser Prostituierten-Aufmachung. An diesem Abend geschah ein kleines Wunder. Das unscheinbare »Aschenbrödel« verwandelte sich in eine Femme fatale. Der Auftritt in diesem Outfit weckte bei Laura ein derart intensives Lustgefühl, wie sie es bis dahin nicht für möglich gehalten hätte. Es waren aber nicht nur die begehrlichen Blicke der Männer, die bei Laura diese erotische Hochstimmung hervorriefen. Darauf hatte sie ja insgeheim sogar gehofft. Nein, es erregte sie selbst, sich in dieser »zweiten Haut« zu präsentieren.

Laura fühlte sich wie ein anderer Mensch. Mit einem Mal verstand sie es, sich sinnlich zu bewegen. Es bereitete ihr ungeheures Vergnügen, Männer offen anzulachen oder ihnen herausfordernd in die Augen zu blicken. Aber noch wichtiger war, daß ihr die Maske große Sicherheit verlieh und sie diese auch ausstrahlte.
Laura fühlte sich plötzlich völlig im Einklang mit ihrer Sexualität. Sie wußte genau, was sie wollte und wie sie es erreichen konnte. Wenn ihr ein Mann gefiel, dann zeigte sie ihm das auch. Ohne falsche Scham und ohne sich klein und mickrig zu fühlen. Nie zuvor hatte Laura bei Männern so gewaltige Erfolge wie in dieser Nacht: Männer, die spüren, daß sie begehrt werden, danken das prompt und reagieren auf diese Frau ihrerseits mit heftigem Interesse.
Wenn Sie jetzt glauben, daß es nur Lauras Kleidung war, der sie ihren Erfolg zu verdanken hatte, täuschen Sie sich. Sie erfüllte nur die Funktion eines Katalysators und setzte sexuelle Kräfte frei, die schon lange in Laura schlummerten. Bis zu jenem Abend hatte Laura allerdings keinen Zugang zu dem sexuellen Kern ihres Wesens gehabt. Laura wußte von nun an, daß sie etwas dazu tun mußte, um ihre sexuellen Kräfte dauerhaft zu entfalten. Lauras Erfolg blieb keine Eintagsfliege. Sie gehörte bald zu jenen Frauen, von denen jeder sagt: »Sie hat das gewisse Etwas.«

Diese Mischung von Weiblichkeit und sexueller Energie steckt in jeder Frau. Auch in Ihnen. Sie erscheint uns genau so elementar in ihrer erotischen Auswirkung wie die Gravitation, die unser Universum zusammenhält. Die sexuelle »Gravitation« einer Frau wirkt der impulsiven Triebkraft des Mannes entgegen und kanalisiert sie.
Obwohl diese Anziehungskraft vom weiblichen Körper ausgeht, ist sie nicht vom Aussehen einer Frau abhängig. Es gibt schöne Frauen, die die sinnliche Ausstrahlung einer

»Barbie-Puppe« oder einer Statue haben. Und es gibt Frauen, die alles andere als schön sind, denen die Männerwelt aber zu Füßen liegt. Denken Sie doch nur an die erotische Faszination einer Barbra Streisand ...

Um sexuelle Anziehungskraft entfalten zu können, muß eine Frau sie zunächst einmal bei sich entdecken. Die weibliche Potenz ist im Patriarchat verleugnet und unterdrückt worden. Die Frau war Besitz des Mannes, daher konnte es gar nicht in seinem Sinn sein, daß sie ihre sexuelle Kraft zur Entfaltung brachte. Schließlich befähigt sie diese ja dazu, auch bei anderen Männern sexuelle Wünsche hervorzurufen. Aber wenn sie das Begehren anderer Männer weckte, gefährdete sie dadurch seinen Besitzstand. Also waren Verhaltenskodex und die Bekleidungsvorschriften, die für anständige Frauen galten, so gewählt, daß sie die Frau in ihrer sexuellen Ausstrahlung regelrecht kastrierten. Die weibliche Potenz besteht ja in der Fähigkeit der Frau, durch ihre Ausstrahlung und erotische Anziehungskraft bei einem Mann sexuelle Wünsche zu wecken. Diese Macht entwickelt eine Frau aber nur dann, wenn sie ein ungebrochenes erotisches Verhältnis zu ihrem Körper hat und ohne falsche Scham ihre Wünsche nach Selbstdarstellung im ursprünglichsten Sinn ausleben kann. Frauen, die sich gerne zeigen und bewundern lassen, denen die sexuelle Erregung, die sie bei Männern hervorrufen, selbst Lust bereitet, sind – im weiblichen Sinn – potente Frauen. Bekennen Sie sich dazu. Sie kehren heim in Ihr Inneres ...

Anmerkungen

[1] Senger G., Hoffmann W.: Die sexuelle Kraft des Mannes. Wien 1997.

[2] Die Angst vor dem männlichen Aggressor ist ein häufiges, aber bei weitem nicht das einzige Motiv für die Aggression zwischen Frauen.

[3] Paglia, C.: Die Masken der Sexualität. München, 1995.

[4] Aus der Traumdeutung ist bekannt, daß Insekten im Traum sehr oft kleine Kinder darstellen.

[5] Dabei handelt es sich um eine Projektion ihrer eigenen Sehnsucht auf die Mutter.

[6] Noch dazu, wo der Mann tatsächlich eine Rippe mehr hat als die Frau und eine Rippe tatsächlich vom Aussehen her dem männlichen Phallus ähnelt.

[7] Natürlich erlaubt »Wurstkessel« auch die Deutung als weibliches Genitale, doch geht die ältere Bedeutung dadurch nicht verloren. Die Gleichstellung von Kind und Penis (Wurst) bleibt bestehen.

[8] Auch im Märchen von der Frau Holle findet sich diese Analogie. Die Glücksmarie wird belohnt, weil sie arbeitsam ist und viele Kinder (Brote) gebärt.

[9] Diese Rolle fällt im Märchen der schon früh verstorbenen leiblichen Mutter des Schneewittchens zu. An dieser Stelle der Erzählung wird die Erinnerung an die gute Mutter aus der frühsten Kindheit wachgehalten. Mit der Erkenntnis, daß es zwei Geschlechter gibt und daß es selbst dem falschen angehört, ist die gute Mutter für das weibliche Kind wirklich »gestorben«. Sie hat sich von der Geliebten zur Rivalin gewandelt.

[10] Siehe Seite 157.

[11] Erinnern Sie sich in diesem Zusammenhang an die Parallele zu den Haaren auf den Zähnen. Hier werden die Haare durch die Hecke und die Zähne durch die Dor-

nen dargestellt. Denken Sie doch nur an die Redewendung: »Etwas in Schutt und Asche legen«.

12 Viele Männer erkundigen sich nach dem Geschlechtsverkehr, ob ihre Partnerin »satt« (befriedigt) sei. Nur wenn es ihnen gelungen ist, sie zu befriedigen, fühlen sie sich als »ganze«, als potente Männer. Aus der Befriedigung der Frau bezieht der Mann einen wichtigen Teil seiner männlichen Selbstbestätigung.

13 Die biologische Ausstattung des Mannes ermöglicht es ihm nicht nur, in eine Frau einzudringen. Beim homosexuellen Analverkehr kann er auch in sich eindringen lassen.

Literaturverzeichnis

CAMPBELL, J.: Mythologie der Urvölker. Basel 1992.

CUTLER, Winnifred B.: Rhythmus der Liebe. München 1994.

FREUD, Sigmund: Gesammelte Werke, Studienausgabe, Fischer Verlag.

KAHN-LADAS, Alice, WIPPLE, Beverly, und PERRY, John D.: The G-Spot. New York 1982.

KEGEL, A. H.: Sexual functions of the pubococcygeus muscle. West J. Obstet. Gynec. 60, 521, 1952.

KINSEY, Alfred, und Mitarbeiter: Das sexuelle Verhalten der Frau. Frankfurt am Main 1953.

LOWEN, Alexander: Liebe und Orgasmus. München 1965.

MASTERS, William, und JOHNSON, Virginia: Die sexuelle Reaktion. Reinbek 1970.

MASTERS, William, und JOHNSON, Virginia: Impotenz und Anorgasmie – Zur Therapie funktioneller Sexualstörungen. Frankfurt am Main 1973.

MIKETTA, Gaby, und TEBEL-NAGY, Claudia: Liebe & Sex. Über die Biochemie leidenschaftlicher Gefühle. Stuttgart 1996.

MITCHELL, Juliett: Psychoanalyse und Feminismus. Frankfurt am Main 1976.

PAGLIA, Camille: Die Masken der Sexualität. München 1995.

SENGER, Gerti, und HOFFMANN, Walter: Die sexuelle Kraft des Mannes. Wien 1997.

SINGER-KAPLAN, Helen: Zur Sexualtherapie. Stuttgart 1979.

SINGER-KAPLAN, Helen: Sexualtherapie – Ein neuer Weg für die Praxis. Stuttgart 1979.

SHERFEY, Mary Jane: Die Potenz der Frau. Köln 1974.

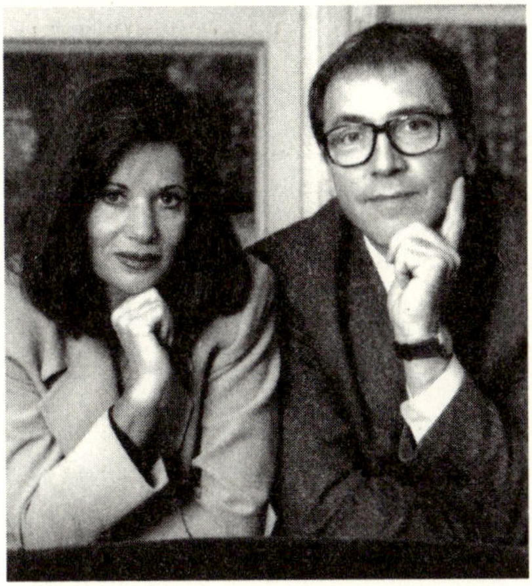

Dr. Gerti Senger, Studium der Psychologie und Pädagogik, ist Psychologin, freipraktizierende Psychotherapeutin und Kolumnistin. Autorin des Bestsellers *Alles Liebe* (Deuticke).

Dr. Walter Hoffmann, Studium der Psychologie, Psychiatrie und Psychopathologie. Seit 1983 freipraktizierender Psychoanalytiker. Autor des prämierten Sachbuches *Die Garfield-Jugend.* Zahlreiche wissenschaftliche Veröffentlichungen.

Die Autoren leiten zusammen das Institut für Angewandte Tiefenpsychologie (IFAT). Gemeinsam veröffentlichten sie die Bücher *Österreich intim* und *Die sexuelle Kraft des Mannes* (Deuticke).

Lizenzausgabe für den
Cormoran Verlag, München,
in der Econ Ullstein List Verlag GmbH & Co. KG, München
2. Auflage 2001

Umschlag: Heinz Kraxenberger, München
unter Verwendung eines Fotos von CD-Archiv Kraxenberger

ISBN 3-517-09069-7